Dr. med. Eberhard J. Wormer

Prostata – Probleme erkennen und behandeln

W0231812

Dr. med. Eberhard J. Wormer

Prostata –
Probleme erkennen und behandeln

Aufbau und Funktion der Prostata
Früherkennung von Veränderungen
Therapien aus Schulmedizin und Naturheilkunde
Erfolgreiche Selbsthilfe
Vermeidung von Inkontinenz
Neue Erkenntnisse zu Prostatakrebs:
Operationen erfolgreich vermeiden

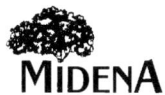

MIDENA

Die Deutsche Bibliothek – CIP-Einheitsaufnahme
Wormer, Eberhard:
Prostata: Probleme erkennen und behandeln ; Aufbau und Funktion der Prostata, Früherkennung von Veränderungen, Therapien aus Schulmedizin und Naturheilkunde, erfolgreiche Selbsthilfe, Vermeidung von Inkontinenz, neue Erkenntnisse zu Prostatakrebs: Operationen erfolgreich vermeiden / Eberhard Wormer. – Augsburg : Midena, 1998
ISBN 3-310-00458-9

Midena Verlag, Augsburg
© 1998 Weltbild Verlag GmbH, Augsburg
Alle Rechte vorbehalten

Konzeption und Produktion: Hampp Verlag GmbH, Stuttgart
Redaktion: Yvonne Georgi, Langenau
Lektorat: Franz Leipold
Illustrationen: Wissenschaftliche Computer-Illustrationen
Dr. Michael und Christiane von Solodkoff, Neckargmünd
Fotos: IDM (2), mt-color (1)
Umschlaggestaltung: Ka•Ba factory, Augsburg
Umschlagfoto: Bildagentur Mauritius
Satz: Hirschmeier und Partner GmbH, Magstadt
Druck und Bindung: Offizin Andersen Nexö Leipzig – ein Betrieb der INTERDRUCK Graphischer Großbetrieb GmbH

Gedruckt auf umweltfreundlich elementar chlorfrei gebleichtem Papier

Printed in Germany

ISBN 3–310–00458 9

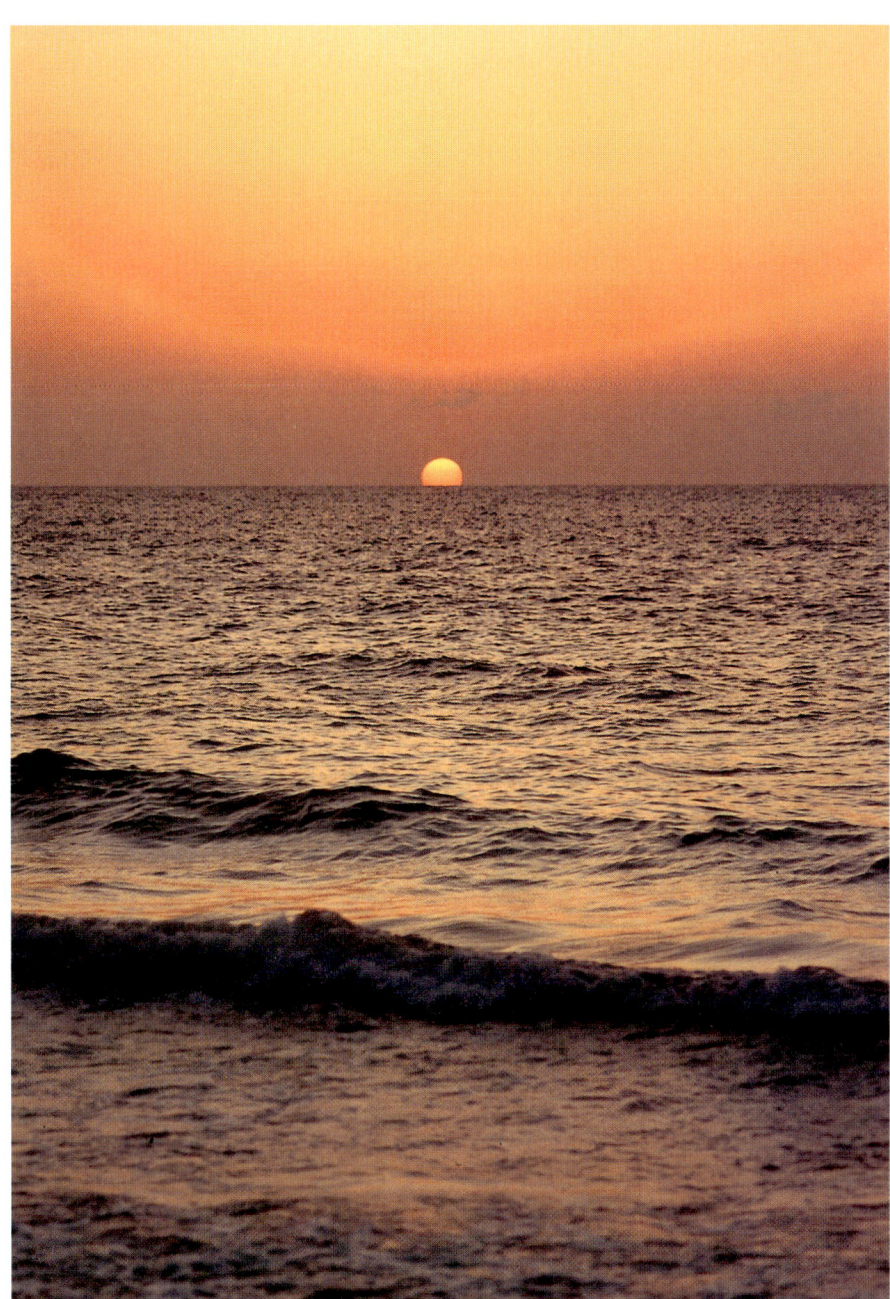

Vorwort

Für die meisten Männer bleibt sie die große Unbekannte in ihrem Leben: die Prostata. Es ist erstaunlich, wie wenig Männer über dieses Organ, das auch Vorsteherdrüse genannt wird, Bescheid wissen und wie wenig Männer sich überhaupt für dieses – ihre Männlichkeit nicht unwesentlich beeinflussende – Körperteil interessieren. Noch erstaunlicher ist es, daß die meisten Männer, vor allem im höheren Lebensalter, häufig auf unangenehme Weise oder sogar schmerzhaft an die Existenz dieses Organs erinnert werden: Man schätzt, daß etwa 80 Prozent aller Männer über 60 Jahre unter Prostatabeschwerden leiden.

Aber auch den klugen Köpfen, die die Medizingeschichte zu bieten hat, war die Anatomie und Funktion der Prostata entgangen beziehungsweise man hatte die Vorsteherdrüse vernachlässigt. Weder Leonardo da Vinci noch der Anatom Andreas Vesalius im 16. Jahrhundert hatten dieses Organ beim Menschen richtig dargestellt. Es blieb dem italienischen Arzt Giovanni Battista Morgagni im 18. Jahrhundert vorbehalten, erstmals eine anatomische Beschreibung der Vorsteherdrüse und Hinweise auf ihre Funktion zu liefern.

Von den Folgen des gut- oder bösartigen Prostatagewebewachstums blieben auch die großen Männer der Weltgeschichte nicht verschont – und zwar unabhängig davon, ob Sie ihre Lebenszeit hemmungslos exzessivem Sex gewidmet hatten oder nicht. Politiker wie der hochpotente Zar Peter der Große oder eher sexuell enthaltsame Charaktere wie General von Hindenburg oder Charles de Gaulle sowie auch sexuell hyperaktive Künstler wie der Maler Pablo Picasso oder der Schriftsteller Georges Simenon machten unliebsame Bekanntschaft mit dem Eigenleben ihrer Vorsteherdrüse – sie mußten sich meist schmerzhaften, häufig erfolglosen Eingriffen unterziehen.

Das ist heute anders. Prostataleiden gehören zu den Erkrankungen, die medizinisch dank zahlreicher wirksamer Behandlungsmaßnahmen fast immer mit großem Erfolg behandelt werden können – aber nur, wenn frühzeitig bekannt ist, daß eine Prostataerkrankung vorliegt.

Der vorliegende Ratgeber wendet sich bevorzugt an Männer, mit dem Ziel, der Vorsteherdrüse als einer der häufigsten Quellen für „Männerprobleme" mehr Bekanntheit zu verschaffen. Die Beschaffenheit, Lage und Funktion der Prostata sowie mögliche Störungen, Beschwerden und Erkrankungen, die dieses Organ verursachen kann, sollen im Überblick vorgestellt werden. Darüber hinaus behandelt dieser Ratgeber auch die wichtigsten Therapieformen einschließlich der möglichen Risiken und Nebenwirkungen, Maßnahmen zur Selbsthilfe sowie ein Kontaktangebot für Betroffene.

Bei Prostatabeschwerden – einem heiklen, den Intimbereich jedes Mannes berührenden Thema – sind grundlegende Informationen über die Funktionsweise der eigenen Vorsteherdrüse und mögliche Therapieformen ein großer Vorteil für das offene Gespräch mit der Partnerin, dem Partner, dem Urologen oder dem Psychotherapeuten. Prostataerkrankungen kann wirksam vorgebeugt werden, und sie können heute erfolgreich behandelt werden – wenn man sie ohne falsche Scham frühzeitig zur Kenntnis nimmt.

Dr. med. Eberhard J. Wormer

Inhalt

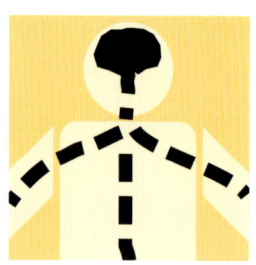

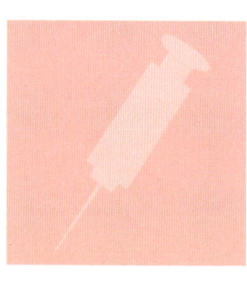

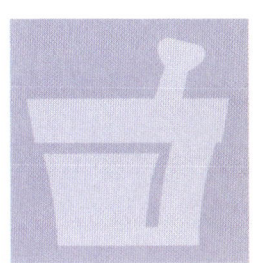

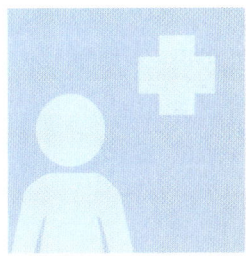

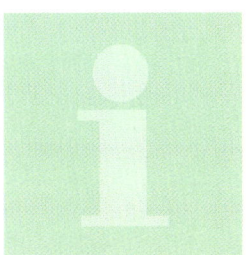

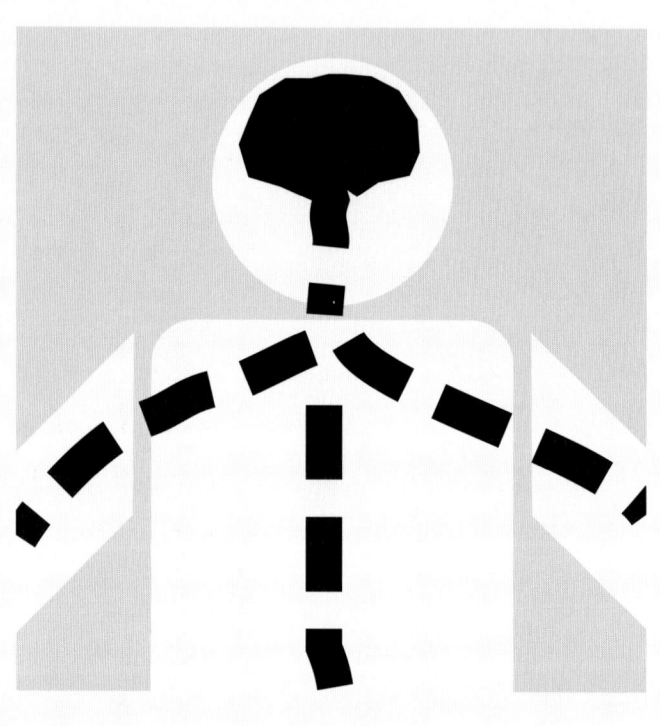

Was ist die Prostata?

Erstaunlicherweise kennt man zwar ihren Namen, doch viele Männer wissen gar nicht genau, was die Prostata eigentlich ist und welche Funktion sie erfüllt. Den meisten Männern wird ihr Vorhandensein auch meistens erst dann bewußt, wenn es zu Beschwerden gekommen ist. Um schon im Vorfeld etwaigen Beschwerden vorzubeugen, sollte man natürlich zuerst etwas über Aufbau, Funktion und Aufgabe dieses Organs wissen.

Die folgenden Fragen und Antworten möchten Sie mit einem der wichtigsten Bestandteile Ihrer „Männlichkeit" bekannt machen.

Was ist die Prostata?

In strategisch entscheidender Position liegt beim Mann eine eher unscheinbare Drüse: Die Prostata, zu deutsch die Vorsteherdrüse. Die Prostata produziert die Samenflüssigkeit und ist der Knotenpunkt, an dem zwischen Harn- und Samenfluß umgeschaltet werden kann. An jeder Ejakulation ist die Prostata wie ein „Kompressor" der Lust für die Explosionen männlicher Sexualität beteiligt. Möglicherweise weiß jeder Mann, daß er – im Gegensatz zur Frau – eine Prostata besitzt, aber die meisten Männer wissen vielleicht nicht, wo die Drüse liegt,

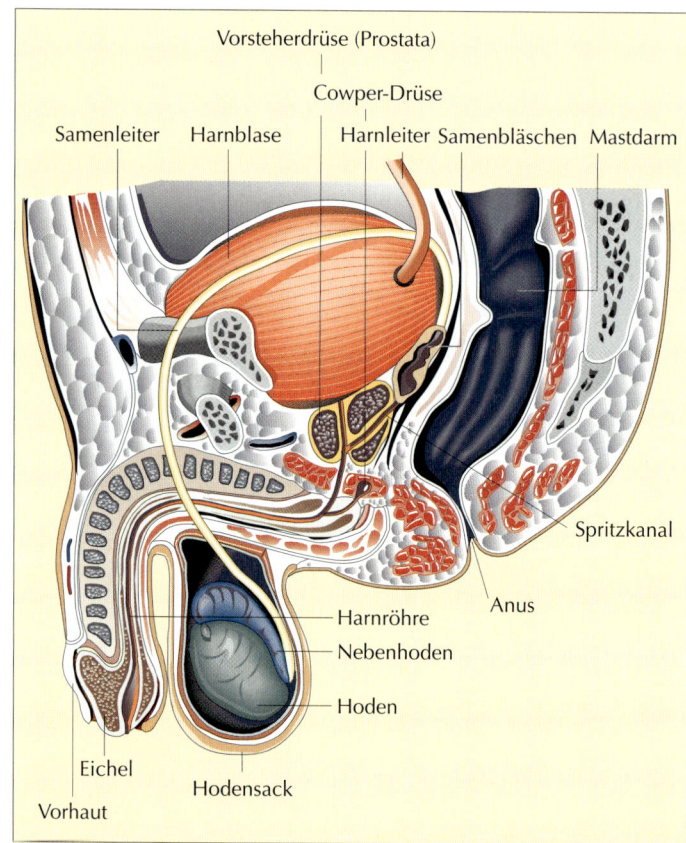

Die Vorsteherdrüse liegt direkt unter der Harnblase und gehört zusammen mit den Hoden, Nebenhoden, Samenleitern und Samenbläschen zu den männlichen Geschlechtsorganen.

wie sie aufgebaut ist und welche Funktion sie hat. Auch die Wissenschaft interessierte sich im Vergleich zu anderen Themen bislang kaum für die Prostata, die deshalb zu den am wenigsten erforschten Organen des menschlichen Organismus gehört.

In jüngeren Jahren mögen sich Männer kaum den Kopf über die regelrechte Funktion ihrer Vorsteherdrüse zerbrechen, mit zunehmendem Alter hingegen kann dieses drüsig-kanalikuläre Organ zunehmend störanfällig sein und zahlreiche Beschwerden verursachen.

Es sind insbesondere die Lage und die Mehrfachfunktion des Drüsenhohlraumes, die Probleme verursachen können: Harnwegsinfektionen können die Vorsteherdrüse mit erfassen, oder Drüsenstrukturen selbst werden zum Problem.

Wo liegt die Prostata?

Die Prostata liegt beim Mann direkt unter der Harnblase, zwischen Beckenboden, Harnblase, Enddarm und knöchernen Beckenanteilen. Der aus dem Lateinischen kommende Begriff Prostata („prostare" = vorstehen) bezieht sich demnach auf die Lage der Drüse, die bildlich gesprochen der Harnblase „vorsteht" und deshalb auf deutsch Vorsteherdrüse genannt wird. Wie eine Frucht, deren Kerngehäuse entfernt wurde, umschließt die Prostata ringförmig die Harnröhre, die im weiteren Verlauf über den Penis Harn beziehungsweise Samenflüssigkeit nach außen leitet. Der Abschnitt der Harnröhre, der von der Vorsteherdrüse umschlossen wird, wird auch als „prostatische Harnröhre" bezeichnet. Da die Rückseite der Prostata dicht an den Enddarm grenzt, kann sie vom tastenden Finger vom After aus leicht erreicht werden. Dies wird unter anderem zur „digitalen rektalen Untersuchung" der Drüse vom Arzt – etwa im Rahmen einer Vorsorgeuntersuchung – ausgenutzt.

Die wissenschaftliche Erforschung der Prostata ist noch nicht so weit fortgeschritten wie die Erforschung anderer Organe.

Ein einfaches Ertasten der Prostata mit dem Finger über den Enddarm ist eine wichtige Untersuchung bei der Krebsvorsorge.

13

Welchen Aufbau hat die Prostata?

Die Prostata enthält Muskel-, Drüsen- und Bindegewebe und ist von einer festen Bindegewebskapsel umschlossen, mit der Schale einer Kastanie vergleichbar. Darüber hinaus unterscheidet man einen inneren (zentralen) und äußeren (peripheren) Drüsenanteil. Im Drüsengewebe wird das Prostatasekret, das mit dem Samen ausgestoßen wird, produziert. Die Muskelfasern der Vorsteherdrüse können nicht willkürlich

Das Drüsengewebe der Prostata wird von einer festen Bindegewebskapsel umschlossen. Wie die Abbildung zeigt, durchläuft die Harnröhre unmittelbar unter der Harnblase die Vorsteherdrüse. Eine Vergößerung der Prostata kann deshalb dort die Harnröhre verengen und Probleme beim Wasserlassen verursachen.

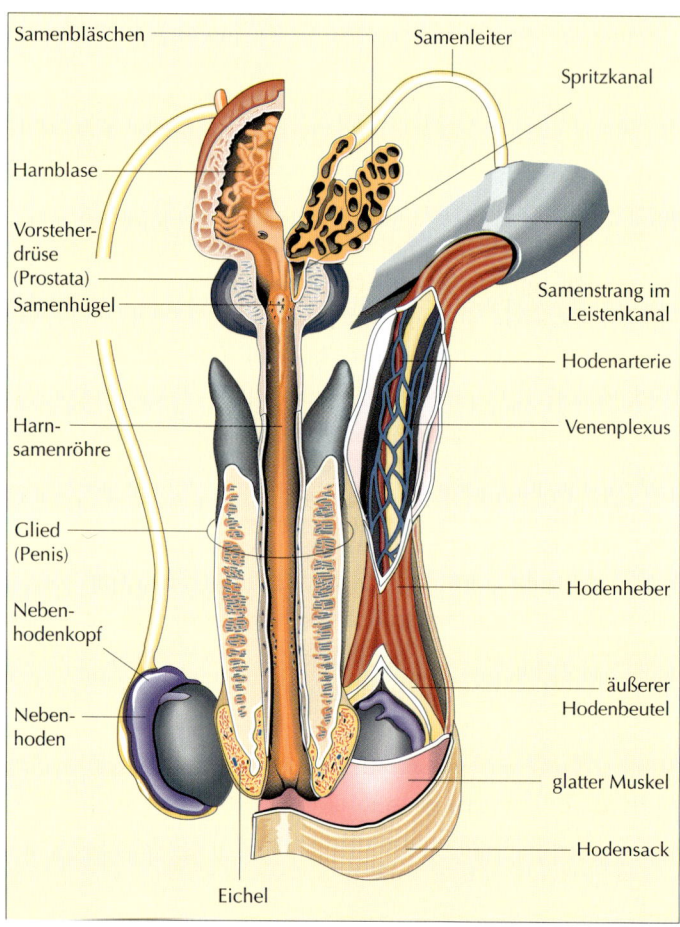

Samenbläschen — Samenleiter — Spritzkanal — Harnblase — Vorsteherdrüse (Prostata) — Samenhügel — Harnsamenröhre — Glied (Penis) — Nebenhodenkopf — Nebenhoden — Eichel — Samenstrang im Leistenkanal — Hodenarterie — Venenplexus — Hodenheber — äußerer Hodenbeutel — glatter Muskel — Hodensack

gesteuert werden. Im Falle einer Ejakulation sorgen sie dafür, daß kein Urin aus der Harnblase in die Harnröhre gelangt und die Samenflüssigkeit durch Zusammenziehen (Kontraktion) des Drüsenkörpers mit Druck nach außen gelangen kann. Eine Vermischung von Samenflüssigkeit und Urin in der Blase ist aus diesem Grund normalerweise nicht möglich. Der innere Drüsenanteil kann sich mit zunehmendem Alter vergrößern, wobei es zur gutartigen Prostatavergrößerung kommt, die auch benigne Prostatahyperplasie oder kurz BPH genannt wird. Diese gutartige Gewebewucherung geschieht unter dem Einfluß von Testosteron – mehr darüber können Sie in Kapitel 2 nachlesen. Der äußere Drüsenanteil ist eher für Krebserkrankungen anfällig, weshalb die einfache Tastung der Drüse mit dem Finger über den Enddarm für die Krebsvorsorge von großer Bedeutung ist.

Wie groß ist die Prostata?

Die Größe der Prostata entspricht beim gesunden erwachsenen Mann etwa der Größe einer Kastanie, mit einem Gewicht von ungefähr 20 Gramm. Bei neugeborenen männlichen Kindern ist die Prostata kaum erbsengroß und reift dann unter dem Einfluß des männlichen Sexualhormons Testosteron mit dem Abschluß der Pubertät zur vollen Größe heran. Testosteron wird zum Großteil in den Hoden gebildet, in geringerem Umfang aber auch in den Nebennieren. Mit zunehmendem Alter kommt es meist ab dem 45. Lebensjahr zu einem erneuten – unerwünschten – Wachstum der Drüse. Da die Prostata in unmittelbarer Nähe zur Harnblase liegt, können bei einer Größenzunahme mitunter massive Beschwerden beim Wasserlassen auftreten: Die prostatische Harnröhre wird stark eingeengt oder sogar ganz verschlossen. Dann hilft häufig nur noch ein chirurgischer Eingriff.

Bei einer Ejakulation sorgt die Prostata dafür, daß Samenflüssigkeit nach außen transportiert wird und kein Urin aus der Harnblase in die Harnröhre gelangen kann.

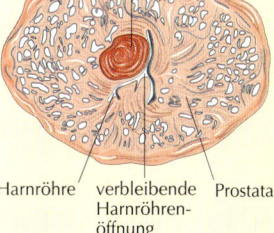

die Harnröhre komprimierender fibromuskulärer Knoten

Harnröhre   verbleibende   Prostata
Harnröhren-
öffnung

Querschnittsdarstellung der Harnröhre im Prostatabereich: Eine knotige Gewebewucherung hat die Harnröhrenöffnung fast vollständig verschlossen.

15

Welche Funktion hat die Prostata?

Die Samenflüssigkeit besteht aus Prostatasekret, Nährflüssigkeit und Spermien. Nur wenn sie in der richtigen Mischung vorhanden ist, ist der Mann zeugungsfähig.

Hauptaufgabe der Prostata ist die Produktion einer Flüssigkeit (eines Sekrets), die als Transportmittel für die Samenzellen dient. Samenzellen (Spermien), die im Hoden gebildet werden, benötigen diese Flüssigkeit, um auf dem weiten Weg bis zur Befruchtung einer Eizelle über den Harnleiter und den Penis am Leben und in Bewegung bleiben zu können. Die Spermien selbst gelangen aus den Nebenhoden, dem „Samenspeicher", über die Samenleiter und Ampullen des Samenleiters zu den Samengangausführungsöffnungen zum Samenhügel im prostatischen Teil des Harnleiters – sozusagen im Zentrum der Prostata-„Kastanie". Die Vorsteherdrüse bildet etwa einen Milliliter milchig-weißes, eiweißhaltiges und leicht saures Sekret (pH-Wert 6,5), was etwa einem Drittel der Menge des Samenergusses (Ejakulat) entspricht. Das Sekret enthält Natrium, Kalium, Zink, Magnesium und Zitronensäure sowie Eiweißstoffe. Der wichtigste Eiweißstoff ist das sogenannte prostataspezifische Antigen (PSA), das zur Beurteilung insbesondere bösartiger Drüsengewebeveränderungen große diagnostische Bedeutung besitzt. Ein weiterer diagnostisch wichtiger Eiweißstoff im Prostatasekret ist die saure Phosphatase. Darüber hinaus wird der Samen in der Prostata noch mit einer Nährflüssigkeit versorgt. Nur wenn diese Mischung der Samenflüssigkeit (Prostatasekret, Nährflüssigkeit, Spermien) „stimmt", ist der Mann voll zeugungsfähig.

Die zweite Funktion der Prostata ist die Beschleunigung des Spermas durch Zusammenziehen der gesamten Drüse, wobei gleichzeitig der Blasenschließmuskel geschlossen wird, damit das Sperma nur nach vorne über den Harnleiter im erigierten Penis ausgestoßen werden kann – dies vollzieht sich im Augenblick des männlichen Orgasmus bei der Ejakulation.

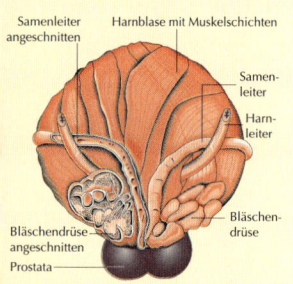

Samenleiter angeschnitten
Harnblase mit Muskelschichten
Samenleiter
Harnleiter
Bläschendrüse angeschnitten
Bläschendrüse
Prostata

In den Bläschendrüsen wird der in den Hoden produzierte Samen „zwischengelagert". Im Falle einer bevorstehenden Ejakulation gelangt der Samen dann in die Prostata, wird dort mit Samenflüssigkeit angereichert und als Ejakulat ausgestoßen.

Der lange Weg des Spermas

Samenzellen (Spermien) werden in den Hoden, die außerhalb des Körpers im Hodensack liegen, produziert. Von den Hoden gelangen sie in die Nebenhoden, die als Spermienspeicher dienen. Bahnt sich ein Samenerguß an, werden die „zwischengelagerten" Samenzellen durch Muskelaktivität an den Samenleitern in die Harnröhre gepreßt, wobei Nährflüssigkeit hinzugefügt wird. Beim Samenerguß kommt schließlich das Prostatasekret hinzu, das durch Zusammenziehen der Drüse ebenfalls in den Harnleiter gelangt – das Sperma ist dann zeugungsfähig und optimal ausgestattet für die Befruchtung der Eizelle.

Beeinflussen Geschlechtshormone die Prostata?

Männliche Geschlechtshormone werden Androgene und weibliche Geschlechtshormone Östrogene genannt. Wenn ein Junge zum Mann wird, ist die Prostata unter dem Einfluß des männlichen Geschlechtshormons Testosteron, das in bestimmten Zellen der Hoden gebildet wird, zu ihrer endgültigen Größe angewachsen. Für dieses Prostata-Wachstum sind Testosteron, das Enzym 5-Alpha-Reduktase und das unter dessen Einwirkung entstehende Testosteron-Abbauprodukt Dihydrotestosteron (DHT) von größter Bedeutung. DHT ist das eigentlich wirksame Hormonprodukt, das das Prostata-Wachstum bis zum Ende der Pubertät vorantreibt. Die Prostata selbst stellt also keine Hormone her. Man weiß heute, daß das Wachstum von Prostatakrebszellen auf eine gewisse Menge Testosteron angewiesen ist. Männer produzieren darüber hinaus auch weibliches Geschlechtshormon (Östrogen), allerdings nur in sehr geringem Umfang. Auch Östrogenabbauprodukte sind für den männlichen Organismus von Bedeutung.

Wissenschaftliche Erkenntnisse über die Rolle von Testosteron beziehungsweise DHT führten zu neuen Behandlungsmöglichkeiten der gutartigen Prostatavergrößerung im Alter sowie zur Therapie von Prostatakrebserkrankungen.

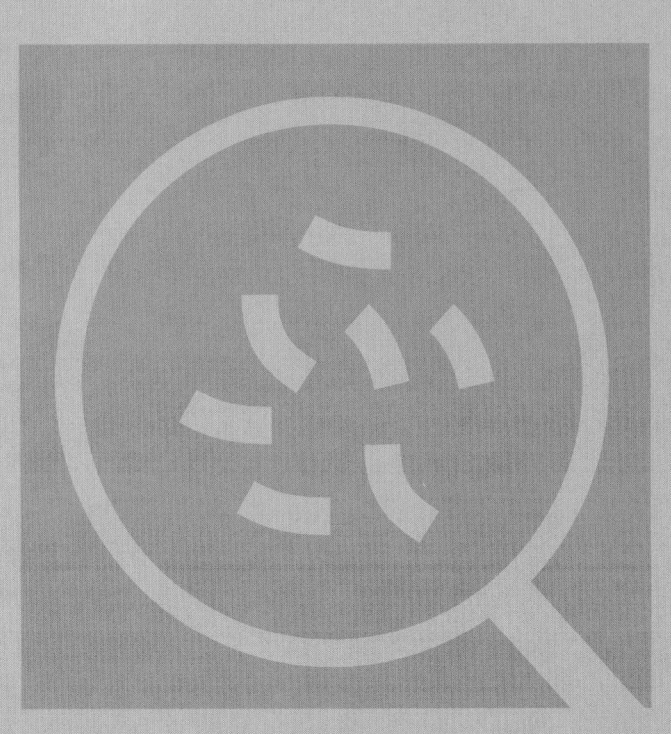

Welche Prostata-probleme oder -erkrankungen gibt es?

Da die Vorsteherdrüse an unterschiedlichen Körperfunktionen beteiligt ist – sie ist sowohl ein Teilstück der Harnwege als auch ein unter Hormonwirkungen stehendes Sexualorgan – kann es bei Störungen einzelner oder mehrerer Prostatafunktionen zu Problemen, Beschwerden und Erkrankungen kommen.

Meist treten diese typischerweise in bestimmten Altersgruppen auf: So leiden vor allem jüngere Männer unter Prostataentzündungen, fast drei Viertel aller über 70jährigen Männer sind hingegen von Beschwerden einer BPH betroffen, und das Prostatakarzinom kommt bei Männern unter 45 Jahren nur sehr selten vor.

Alle Prostataerkrankungen können – wenn sie frühzeitig erkannt werden – meist erfolgreich behandelt werden.

Welche Beschwerden weisen auf eine Prostataentzündung hin?

Die Anzeichen einer Prostataentzündung können sehr beunruhigend auf betroffene Männer wirken, wobei häufig die Befürchtung entsteht, man könne an Krebs erkrankt sein oder impotent werden – diese Befürchtungen sind in der Regel jedoch unbegründet.

Das Beschwerdebild einer Prostataentzündung ist sehr diffus und kann sich ähnlich wie eine Harnröhrenentzündung präsentieren. Die häufigsten Krankheitszeichen der Prostatitis sind:

- ein wäßriger Ausfluß aus der Harnröhre, vor allem morgens,
- eine gelblich-bräunliche Verfärbung der Unterwäsche,
- Juckreiz am Penis,
- Kälteempfindung im Unterleib,
- Mißempfindungen beim Wasserlassen sowie
- typische Druckgefühle am Damm, im Unterbauch, im Enddarm und gelegentlich
- Hodenschmerzen.

Bei akuter Prostataentzündung können darüber hinaus ein starker Harndrang, Harnentleerungsstörungen, Schmerzen im Unterbauch und bei der Harnentleerung sowie hohes Fieber und Schüttelfrost vorkommen.

Solche Beschwerden können sowohl bei durch bakterielle Erreger, etwa Colibakterien, als auch durch nichtbakterielle Erreger (Viren, Pilze, Salmonellen) verursachten Prostataentzündungen auftreten.

Wie kommt es zur Prostataentzündung?

An Prostataentzündungen leiden meist sexuell aktive Männer der Altersgruppe von 20 bis 40 Jahre. Die Entzündungserscheinungen gehen in der Regel auf eine bakterielle Infektion zurück.

Am häufigsten treten folgende Prostataerkrankungen auf:
- **Die akute oder chronische Prostataentzündung (Prostatitis)**
- **Die Prostatopathie**
- **Die gutartige (benigne) Prostatahyperplasie (BPH oder „Altersprostata")**
- **Die Krebserkrankung der Prostata (Prostatakarzinom)**

- Die Erreger gelangen in der Mehrzahl der Fälle über die Harnröhre von außen bis zur Prostata und verursachen dort eine Entzündung. Unzureichende Hygiene oder auch Geschlechtsverkehr können eine bakterielle Infektion mit Entzündungserscheinungen der Prostata begünstigen.
- Gelegentlich gelangen Keime, die sich in der Harnblase oder den Nieren befinden, von den inneren Harnwegen aus zur Prostata und infizieren sie.
- Auch von anderen Infektionsherden im Körper, etwa einer infektiösen Rachenmandelentzündung, können Erreger über das Blut die Prostata erreichen und dort eine Entzündung auslösen.
- Darüber hinaus verursachen auch nicht-bakterielle Erreger wie Viren, Chlamydien, Mykoplasmen, Trichomonaden, Gardnerellen, Pilze oder Würmer Prostataentzündungen. Solche Erreger werden meist durch sexuelle Aktivität übertragen.
- Eine Prostataentzündung kann auch als Begleiterscheinung von Geschlechtskrankheiten wie Syphilis oder Tripper (Gonorrhoe) auftreten.
- In selteneren Fällen beruht die Prostataentzündung auf Infektionen durch den Tuberkuloseerreger Mycobacterium tuberculosis, der außer den Lungen auch andere Organe wie die Nieren, die Nebenhoden und eben die Prostata befallen kann.
- Als Sonderform der spezifischen Prostatitis gilt eine durch den Wurm Schistosoma haematobium verursachte Prostataerkrankung.

    Diese entzündliche Erkrankung wird als Schistosomiasis oder Bilharziose (nach dem Arzt Bilharz benannt) bezeichnet – eine problematische Krankheit, die vor allem in Afrika und Vorderasien häufig vorkommt und mit der man sich beim Baden in verseuchten Gewässern anstecken kann.

Entzündliche Erkrankungen der Prostata können in der Regel gut behandelt werden. Wichtig ist vor allem, daß frühzeitig festgestellt wird, wodurch die Prostatitis verursacht wurde, um Komplikationen vorzubeugen.

Wie unterscheiden sich akute und chronische Prostataentzündungen?

Hauptauslöser einer akuten Prostataentzündung ist oft längeres Sitzen auf einer zu kalten Unterlage. Sie muß auf jeden Fall behandelt werden, da sonst ernsthafte Komplikationen auftreten können.

Die akute Prostatitis ist meist ein sehr schmerzhaftes, plötzlich auftretendes Ereignis – gelegentlich auch mit Fieber und Schüttelfrost verbunden. Häufig läßt sich eine Unterkühlung des Unterleibs einige Tage vor der Erkrankung nachweisen – kaltes Sitzen ist eine der Hauptursachen einer Prostataentzündung. Wenn die akute Prostataentzündung nicht rechtzeitig erkannt und behandelt wird, können ernste Komplikationen auftreten:

- In der Prostata können sich Eiterherde oder sehr schmerzhafte Prostataabszesse bilden. Der Krankheitsprozeß kann benachbarte Organe wie den Enddarm oder den Harntrakt erfassen; oder die Bakterien gelangen in die Blutbahn und infizieren auf diesem Weg andere Organe.
- Die Entzündung kann die Geschlechtsorgane wie Samenbläschen, Samenleiter und Nebenhoden erfassen und Potenzstörungen verursachen.

Ursachen für eine chronische Prostatitis:
• eine unbehandelte akute Prostataentzündung
• Sekretstauungen
• mechanische Reizungen wie Fahrradfahren, zu langes und zu kaltes Sitzen
• sexuelle Überaktivität
• mangelhafte Sexualhygiene

Die chronische Prostatitis führt in der Regel nur zu gering ausgeprägten Beschwerden wie Unwohlsein oder Antriebsschwäche und bleibt häufig unbemerkt. Eine akute Prostatitis kann in eine chronische Prostatitis übergehen oder auch mit einer gutartigen Prostatavergrößerung verbunden sein. Häufig sind keine Erreger der Prostataentzündung nachweisbar. Folgende Ursachen kommen für eine chronische Prostataentzündung in Frage:

- Sekretstauungen in den Kanälchen der Vorsteherdrüse können zur chronischen Prostataentzündung führen.
- Auf andauernde mechanische Reizungen kann die Prostata, etwa durch Fahrradfahren oder langes Sitzen im Büro, im Auto oder auf einem kühlen Balkon, mit entzündlichen Krankheitserscheinungen reagieren.
- Sexuelle Überaktivität, auch ständiger Analverkehr,

sowie mangelhafte Sexualhygiene erhöhen das Infektions- und Entzündungsrisiko für die Vorsteherdrüse.

Prostatitis – auch Sache des Partners!

Wenn Sie den Verdacht haben, daß Sie an einer Prostataentzündung erkrankt sind, sollten Sie in jedem Fall mit Ihrer Partnerin oder Ihrem Partner darüber sprechen! Bei vorliegenden Infektionen sollten sich beide Sexualpartner ärztlich behandeln lassen, um erneuten Infektionen vorzubeugen.

Was ist eine Prostatopathie?

Bei der sogenannten Prostatopathie kommt es zu ähnlichen Beschwerden wie bei einer Prostataentzündung – mit dem Unterschied, daß keine Erreger, also etwa Bakterien, im Prostatasekret nachweisbar sind.

Aus diesem Grund geht man davon aus, daß es sich um eine psychosomatische Erkrankung handelt – das heißt, die körperlichen Beschwerden werden auf psychische Ursachen zurückgeführt. Die Diagnose Prostatopathie wird deshalb erst dann gestellt, wenn körperlich bedingte Störungen durch Untersuchungen ausgeschlossen wurden. Häufig sind sexuell aktive Männer im Alter von 20 bis 40 Jahren, die zur Ängstlichkeit neigen, von einer Prostatopathie betroffen.

Erfolgreiche Gegenmaßnahmen umfassen Therapien, die helfen sollen, Ängste und Verkrampfungen abzubauen und das Gleichgewicht vegetativer Nervenaktivität zu stabilisieren: Änderungen des Lebensstils, Streßabbau, Psychotherapie, Entspannungsmaßnahmen, Bädertherapie, Regulierung des Stuhlgangs, durchblutungsfördernde pflanzliche Mittel und entkrampfende Arzneimittel können zur Behandlung eingesetzt werden.

Männer mit Prostatopathie sollten sich davon überzeugen lassen, daß ihr Leiden harmlos ist und daß sie nicht an Krebs erkrankt sind. Antibiotika sind als Therapiemaßnahme völlig sinnlos! Suchen Sie sich einen Therapeuten, dem Sie vertrauen können, wenn Sie von einer Prostatopathie betroffen sind.

Hilfreiche Maßnahmen bei Prostatopathie:
- **Änderung des Lebensstils**
- **Streßabbau**
- **Psychotherapie**
- **Entspannungsmaßnahmen**
- **Bädertherapie**
- **Regulierung des Stuhlgangs**
- **Durchblutungsfördernde und entkrampfende Mittel**

Was versteht man unter BPH?

Die gutartige Prostatavergrößerung wird abgekürzt als BPH bezeichnet (BPH = benigne Prostatahyperplasie). Weitere Namen für diese Form der Prostataerkrankung sind gutartige Prostatahypertrophie, Prostataadenom oder „Altersprostata".

Welche Beschwerden weisen auf eine gutartige Prostatavergrößerung hin?

Da die Prostatavergrößerung nur sehr langsam fortschreitet, beginnen die Beschwerden meist auch sehr langsam und schleichend. Die häufigsten BPH-Beschwerden werden dadurch verursacht, daß der prostatische Anteil der Harnröhre direkt unter der Blasenöffnung mehr und mehr eingeengt wird.

Typische Beschwerden, die auf eine BPH hinweisen können:

◆ Häufiger Harndrang, vor allem nachts
◆ Verzögert einsetzender Harnstrahl („Startschwierigkeiten")
◆ Zunehmend verlangsamtes Wasserlassen
◆ Starker Harndrang mit gleichzeitigem Abgang nur geringer Harnmengen
◆ Nachtröpfeln von Harn nach dem Wasserlassen
◆ Gefühl der unvollständigen Harnblasenentleerung (Restharngefühl)
◆ Schmerzen, Brennen und Ziehen beim Wasserlassen
◆ Blut im Urin

Diese Beschwerden können einzeln oder kombiniert auftreten, wobei sie entsprechend der Schwere der Erkrankung unterschiedlich stark belastend sind. Sollten solche Beschwerden häufiger oder andauernd auftreten oder sich sogar verschlechtern, ist ein Arztbesuch empfehlenswert.

Wer ist am häufigsten von einer gutartigen Prostatavergrößerung betroffen?

Die BPH kann bei Männern bereits ab dem 40. bis 50. Lebensjahr auftreten. Schätzungsweise etwa die Hälfte aller Männer, die älter als 50 Jahre sind, sowie mehr als drei Viertel aller Männer, die über 70 Jahre alt sind, leiden an einer gutartigen Prostatavergrößerung. Warum nicht alle Männer mit zunehmendem Alter an einer gutartigen Prostatavergrößerung erkranken, ist bislang unklar.

Gibt es eine Möglichkeit, den Schweregrad von Prostatabeschwerden bei gutartiger Prostatavergrößerung abzuschätzen?

Eine Vergrößerung der Prostata entwickelt sich sehr langsam. Typische Beschwerden beim Wasserlassen, die auf die zunehmende Einengung der Harnröhre zurückzuführen sind, treten deshalb in der Regel ebenfalls sehr langsam und häufig vom Betroffenen kaum bemerkt ein. Um die Beurteilung des Schweregrads der Prostatabeschwerden zu vereinfachen und zu vereinheitlichen, wurde 1993 unter der Schirmherrschaft der Weltgesundheitsorganisation (WHO) ein internationaler Prostata-Symptom-Score (IPSS) eingeführt. Die Beschwerden des betroffenen Mannes werden in einem Fragebogen mit Punktwerten eingeschätzt, wobei die Auswertung wichtige Informationen darüber ermöglicht, ob eine Prostataerkrankung behandlungsbedürftig ist oder ob eine bestimmte Behandlung der Erkrankung erfolgreich war.

Wenn Sie die folgenden Fragen beantworten, können Sie selbst abschätzen, wie schwer Ihre Erkrankung ist und ob Sie einen Urologen aufsuchen sollten.

Sollten einige dieser Beschwerden bei Ihnen häufiger auftreten, sollten Sie sich an einen Urologen wenden.

Es existiert ein internationaler Prostata-Symptom-Score (IPSS), mit dem Ihre Beschwerden anhand eines Fragebogens und einem Punktesystem eingeschätzt werden können.

Internationaler Prostata-		
Alle Angaben beziehen sich auf die letzten Wochen. Bitte ankreuzen.	**Niemals**	**Seltener als in einem von fünf Fällen (<20 %)**
1. Wie oft hatten Sie das Gefühl, daß Ihre Blase nach dem Wasserlassen nicht ganz entleert war?	0	1
2. Wie oft mußten Sie innerhalb von 2 Stunden ein zweites Mal Wasser lassen?	0	1
3. Wie oft mußten Sie beim Wasserlassen mehrmals aufhören und wieder neu beginnen (Harnstottern)?	0	1
4. Wie oft hatten Sie Schwierigkeiten, das Wasserlassen hinauszuzögern?	0	1
5. Wie oft hatten Sie einen schwachen Strahl beim Wasserlassen?	0	1
6. Wie oft mußten Sie pressen oder sich anstrengen, um mit dem Wasserlassen zu beginnen?	0	1
7. Wie oft sind Sie im Durchschnitt nachts aufgestanden, um Wasser zu lassen? Maßgebend ist der Zeitraum vom Zubettgehen bis zum Aufstehen am Morgen.	Niemals (0)	Einmal (1)

ymptom-Score (IPSS)

Seltener als in der Hälfte aller Fälle	Ungefähr in der Hälfte aller Fälle (ca. 50 %)	In mehr als der Hälfte aller Fälle	Fast immer
2	3	4	5
2	3	4	5
2	3	4	5
2	3	4	5
2	3	4	5
2	3	4	5
Zweimal (2)	Dreimal (3)	Viermal (4)	Fünfmal oder mehr (5)

Wenn Sie alle sieben Fragen beantwortet haben, können Sie die jeweiligen Punktwerte addieren und erhalten Ihren persönlichen Prostata-Symptom-Score.

Der Punktwert kann zwischen 0 und 35 Punkten betragen. Entsprechend der Auswertung ergeben sich drei Schweregrade Ihrer Prostatabeschwerden:

- Symptom-Score: 0–7 Punkte: Leichte Beschwerden
- Symptom-Score: 8–19 Punkte: Mittelschwere Beschwerden
- Symptom-Score: 20–35 Punkte: Hochgradige Beschwerden

Sollte Ihre Selbsteinschätzung einen Punktwert von 8 oder mehr Punkten ergeben, ist ein Besuch bei einem Urologen empfehlenswert.

Urologen unterscheiden entsprechend den vorliegenden Beschwerden drei Stadien der gutartigen Prostatavergrößerung:

- Stadium I – Symptomatisches Stadium: Beschwerden beim Wasserlassen, wobei keine Restharnbildung in der Blase vorliegt; häufige Harnblasenentleerung, erhöhter Harndrang, nächtliches Wasserlassen (Nykturie), „Startschwierigkeiten", schwacher Harnstrahl.
- Stadium II – Beginnende Blasenentleerungsstörungen mit Restharnbildung.
- Stadium III – Große Restharnmengen mit möglichem Harnrückstau in beide Nieren: Harnverhalt, Überlaufblase, Stauungsnieren.

Der „Stammtischverhalt"

Nach reichlichem Biergenuß kommt es bei manchen Männern zum vollständigen Harnverhalt – wie kommt es dazu? Vermutlich hat der betroffene Mann schon länger Prostatabeschwerden, und das kalte Bier verursacht eine Verkrampfung des Harnblasenhalses bzw. des Harnblasenschließmuskels. Darüber hinaus wirkt der im Bier enthaltene Hopfenwirkstoff lähmend auf die Harnblasenmuskulatur. Ein Fall für den Urologen!

Wie kommt es zur gutartigen Prostatavergrößerung?

Verbindliche Antworten auf die Frage, wie die gutartige Prostatavergrößerung entsteht, gibt es derzeit nicht.

Fest steht, daß alle Männer altern – aber nicht alle Männer erkranken mit zunehmendem Alter an einer BPH – wie die gutartige Prostatavergrößerung in der Fachsprache abgekürzt wird. Man weiß jedoch, daß männliches Geschlechtshormon für das Wachstum von Prostatagewebe im Alter ein wichtige Rolle spielt. Das gutartige Gewebewachstum betrifft nicht die gesamte Drüse, sondern bevorzugt Drüsengewebe in unmittelbarer Nähe des prostatischen Anteils der Harnröhre, das innere Drüsengewebe – aus diesem Grund stehen bei BPH Beschwerden beim Wasserlassen im Vordergrund. Vergrößert sich die Vorsteherdrüse zunehmend, kann die Prostata auch bei der Fingeruntersuchung im Enddarm getastet werden. Wenn man auf den Vergleich der Prostata mit einer Frucht zurückgreift, so würde der Prostatavergrößerung bei BPH eine langsame Vergrößerung des Kerngehäuses der Frucht entsprechen.

Wechseljahre des Mannes?

Eine Theorie der BPH-Entstehung geht davon aus, daß sich etwa ab dem 45. Lebensjahr das Gleichgewicht von männlichen und weiblichen Geschlechtshormonen im männlichen Organismus verändert: Die Produktion des männlichen Geschlechtshormons Testosteron nimmt leicht ab, und weibliches Geschlechtshormon gewinnt größeren Einfluß. Andere Forscher glauben, daß die Umwandlung von Testosteron in Dihydrotestosteron in der Prostata für eine BPH verantwortlich ist. Beide Theorien sind bislang wissenschaftlich nicht bewiesen.

Welche Probleme oder Komplikationen verursacht die gutartige Prostatavergrößerung?

Eine gutartige Prosta-
tavergrößerung kann
auch zu Störungen
der Sexualfunktion
führen.

Die meisten Komplikationen und Probleme durch eine gutartige Prostatavergrößerung beziehen sich auf die Störung der Harnentleerung bzw. Störungen der Funktion der Harnblase und der ableitenden Harnwege – aber auch Störungen der Sexualfunktion.

Ist die BPH gering ausgeprägt, kommt es gelegentlich zu Störungen beim Wasserlassen oder zu (meist unangenehmen) nächtlichen Erektionen. Das Hauptproblem ist die erschwerte Entleerung der Harnblase, die sich nur mit zunehmendem Druck entleeren kann. Dies führt zu einer Verdickung der Harnblasenmuskulatur und vor allem zur Restharnbildung in der Blase, die sich nicht mehr vollständig entleert. Bleibt Restharn in der Blase, steigt das Risiko für Harnblasen- und Harnwegs- sowie Niereninfektionen an, da sich Bakterien bereits in geringen Mengen Restharn gut vermehren. Darüber hinaus können sich im Restharn auch leichter Blasensteine bilden – Blut im Urin kann auf solche Harnsteine hindeuten.

Entwickelt sich die BPH weiter, kann es zum vollständigen Harnverhalt kommen. Der Harn staut sich dann – im Extremfall bis zu den Nieren, die dann stärker infektionsgefährdet sind. Häufiger, plötzlicher und starker Harndrang kennzeichnet dieses BPH-Stadium. Die Blase kann nicht mehr vollständig entleert werden.

Staut sich der Harn in
der Harnblase längere
Zeit, droht eine Nie-
renentzündung oder
eine Harnvergiftung,
da Abbauprodukte
und Giftstoffe nicht
mehr ausgeschieden
werden. Eine weitere
Komplikation sind
Brüche der über-
beanspruchten Bla-
senwandmuskulatur
und Ausstülpungen
der Blasenwand.

Bleibt die BPH unbehandelt, kann die stark verdickte Harnblase nicht mehr richtig Harn entleeren, da die Schließmuskelfunktion im Lauf der Zeit verloren gegangen ist. Es kommt dann zur Harninkontinenz, weil der innere und äußere Schließmuskel der Harnwege dem großen Druck der gefüllten Blase nicht mehr standhalten können. Urin tropft ständig aus der Harnröhre nach außen – man nennt diese Form der Blasenschwäche auch Überlaufinkontinenz.

Welche Beschwerden weisen auf Prostatakrebs hin?

Bösartige Veränderungen von Prostatagewebe sind weitaus seltener als die gutartige Prostatavergrößerung.

Dennoch ist Prostatakrebs (Prostatakarzinom) mittlerweile eine der häufigsten Krebserkrankungen des Mannes. Im Gegensatz zur BPH vergrößert sich nicht das Drüsengewebe in der Nähe der Harnröhre, sondern Prostatagewebe in Randbezirken der Drüse.

Da sich Prostatakrebs sehr langsam entwickelt und im Frühstadium kaum Beschwerden verursacht, wird das Krebswachstum meist erst spät erkannt – um so wichtiger ist es deshalb für gefährdete Männer, ab dem 45. Lebensjahr regelmäßig an Krebsvorsorgeuntersuchungen teilzunehmen.

Treten Beschwerden beim Wasserlassen, wie erschwertes oder verzögertes Wasserlassen, häufiger Harndrang oder Harnverhalt auf, ist das Prostatakarzinom häufig schon weit fortgeschritten. Auch Rückenschmerzen, Blut im Urin oder im Sperma können auf eine schon weiter fortgeschrittene Krebserkrankung hindeuten. Bei solchen Alarmsymptomen sind wahrscheinlich bereits andere Organe durch die Krebswucherung geschädigt.

Der Prostatakrebs ist eine der häufigsten Krebserkrankungen bei Männern. Da er im Anfangsstadium kaum Beschwerden verursacht, wird er oft erst sehr spät erkannt. Nutzen Sie daher die regelmäßigen Vorsorgeuntersuchungen!

„Zeitbombe im männlichen Gesäß?"

Es gibt keine Warnsignale für Prostatakrebs im Frühstadium! – Die beste Vorsichtsmaßnahme ist die regelmäßige Krebsvorsorgeuntersuchung nach dem 45. Lebensjahr. Wenn jedoch bei Männern unter 50 Jahren durch die Prostata verursachte Beschwerden auftreten, ist es sehr wahrscheinlich, daß es sich nicht um Prostatakrebs handelt, da Prostatakrebs in der Regel eine Erkrankung des höheren Lebensalters ist.

Wer ist am häufigsten von Prostatakrebs betroffen?

Schätzungen von Experten rechnen mit 20 000 bis 25 000 neu entdeckten Prostatakrebsfällen pro Jahr.

Das Prostatakarzinom ist eine Erkrankung des höheren Lebensalters. In der Regel tritt bösartiges Wachstum der Prostata jenseits des 50. Lebensjahres, am häufigsten nach dem 65. Lebensjahr auf. Expertenschätzungen zufolge ist bei jedem zweiten Mann über 70 Jahre entartetes Prostatagewebe nachweisbar. Da sich Prostatakrebs nur sehr langsam entwickelt und in höherem Lebensalter vorkommt, sterben Betroffene häufig auf Grund anderer Ursachen, bevor durch Prostatakrebs bedingte Beschwerden auftreten. Wenn Prostatakrebs vor oder kurze Zeit nach dem 50. Lebensjahr entdeckt wird, liegt meist eine schnell wachsende Krebsform vor, die dringend behandelt werden muß. Am häufigsten wurde das Prostatakarzinom in der schwarzen Bevölkerung der USA nachgewiesen – und am seltensten bei indischen und chinesischen Männern. In Europa wird Prostatakrebs am häufigsten in Schweden und am seltensten in England und Dänemark beobachtet – Deutschland nimmt bezüglich der Prostatakrebshäufigkeit eine Mittelstellung ein.

Wie entsteht Prostatakrebs?

Faktoren, die vermutlich Prostatakrebs begünstigen:
• Erbanlagen
• Ernährungsfehler
• Umweltbelastungen
• Hormon Testosteron
• Rauchen
• Übermäßiger Alkohol- und Kaffeekonsum

Vergleicht man die Prostata ein weiteres Mal mit einer Frucht, so entspricht Prostatakrebs Veränderungen und Wucherungen an der „Schale" dieser Frucht. Auch die Ursachen für Prostatakrebs konnten bislang nicht zweifelsfrei geklärt werden. Warum sich eine normale Prostatagewebezelle in eine Krebszelle verwandelt, ist unbekannt. Es existieren jedoch Anhaltspunkte für Faktoren, die Prostatakrebs begünstigen:

- Erbfaktoren: Männliche Verwandte von Prostatakarzinompatienten weisen ein erhöhtes Krebsrisiko auf.
- Auch Ernährungs- und Umweltfaktoren sind offensichtlich von Bedeutung: Wenn Inder und Chinesen –

mit einem bekanntermaßen geringen Prostatakrebsrisiko – in die USA einwandern und sich an den dortigen Lebensstil anpassen, steigt auch ihr Prostatakrebsrisiko an. Dies ergaben wissenschaftliche Untersuchungen. Warum schwarze US-Amerikaner ein
höheres Prostatakrebsrisiko aufweisen als weißhäu-
tige, konnte jedoch bisher nicht erklärt werden. Zu-
dem gilt eine fettreiche Ernährung als krebsfördernd –
auch die zunehmende umweltbedingte Schwermetall-
belastung, etwa mit Cadmium, könnte für die Entwicklung von Prostatakrebs eine Rolle spielen.

- Da ein Prostatakarzinom nur bei geschlechtsreifen
  Männern beobachtet wird, geht man davon aus, daß
  auch das männliche Geschlechtshormon Testosteron
  für die Entartung von Prostatagewebezellen von Bedeutung ist – aber nicht alle geschlechtsreifen Männer erkranken an Prostatakrebs!
- Als allgemeine Prostatakrebsrisikofaktoren werden
  darüber hinaus noch Rauchen sowie übermäßiger Al-
  kohol- und Kaffeekonsum genannt.

Wie entwickelt sich Prostatakrebs?

Prostatakrebswachstum beginnt in den äußeren Drüsen-
anteilen („Prostataschale"), häufig in dem Bereich, der
am Enddarm anliegt. Schreitet die Krebserkrankung weiter fort, werden zunehmend auch die inneren Drüsenanteile von dem bösartigen Wachstum erfaßt. Harnbla-
sen- und Samenblasengewebe kann dann durch die
Krebswucherung geschädigt werden. Darüber hinaus
steigt das Risiko einer Verbreitung bösartiger Krebszellen im Körper dadurch an, daß Krebszellen in das
Lymphsystem gelangen. Solche Zellen können sich dann
in den Lymphknoten, zunächst der Leistenregion links
und rechts neben der Prostata im Becken ansammeln.
Darüber hinaus gelangen Krebszellen häufig noch vor

**Sex und Prostata:
Ob Sie häufig oder
selten Sex hatten und
haben, spielt für das
Risiko, sowohl an gut-
artigen als auch bös-
artigen Prostataver-
änderungen zu er-
kranken, keine Rolle.**

einem Befall des Lymphsystems in die Blutbahn, wobei die Gefahr krebsiger Tochtergeschwülste im Körper stark erhöht ist. Da enge Verbindungen zwischen Prostatavenen und Venen des unteren Wirbelsäulenabschnitts bestehen, ist deshalb bei fortgeschrittenem Prostatakarzinom besonders das knöcherne Skelett des Beckens und der Wirbelsäule für Krebsgeschwülste gefährdet. Bei noch weiter fortgeschrittenem Prostatakarzinom werden die Oberschenkel- und Brustkorbknochen sowie die Lungen, die Leber und die Kopfregion befallen. Man unterscheidet entsprechend der Schwere des Krebsbefalls vier Stadien von Prostatakrebs:

Entsprechend der Schwere der Krebserkrankung wird der Prostatakrebs in 4 Stadien (T1 bis T4) eingeteilt.

- T1 – Das Prostatakrebsgeschwulst liegt klein und lokal begrenzt am Rand der Drüse.
- T2 – Das Prostatakrebsgeschwulst liegt noch innerhalb der Drüsenkapsel, ist jedoch so weit vergrößert, daß Beschwerden verursacht werden.
- T3 – Das Prostatakrebsgeschwulst hat sich über die Drüsenkapsel hinaus ausgebreitet und Gewebe der unmittelbaren Umgebung angegriffen.
- T4 – Die Prostata und Nachbarorgane sind von Krebswucherungen befallen, darüber hinaus sind Tochtergeschwülste (Metastasen) im Körper nachweisbar.

Wichtige Prostatakrebs-Frühdiagnose!

Bei etwa 9 von 10 Prostatakrebspatienten sind zum Zeitpunkt der Diagnose bereits die Lymphknoten befallen oder sogar Fernmetastasen nachweisbar – ein Zeichen dafür, daß die Krebserkrankung bereits weit fortgeschritten ist.

Diese sogenannte TNM-Klassifikation berücksichtigt Tumorwachstum (T), Lymphknotenbefall (N) und Tochtergeschwülste (M). Im englischsprachigen Raum wird häufig auch die sogenannte Whitmore-Klassifikation benutzt, die die vier Prostatakarzinom-Stadien A, B, C und D unterscheidet.

Welche Formen von Prostatakrebs gibt es?

Das Prostatakarzinom kann in verschiedenen Formen auftreten, wobei entsprechend dem vorliegenden Krebszelltyp auch unterschiedlich aggressive Krebsformen vorkommen:

- Das manifeste Prostatakarzinom wird in der Regel durch die Fingeruntersuchung im Enddarm, bei einer Gewebeentnahme (Biopsie) oder bei Prostataoperationen (transurethrale Resektion, Schnittoperation) entdeckt.
- Das Zufallskarzinom (inzidentes Karzinom) wird nicht durch die Fingeruntersuchung entdeckt, sondern nur bei Prostataoperationen (transurethrale Resektion, Schnittoperation) mit nachfolgender Gewebeentnahme (Biopsie). Jedes zehnte Prostatakarzinom wird zufällig entdeckt.
- Das okkulte Prostatakarzinom bleibt so lange unerkannt, bis es nach Absiedelung von Tochtergeschwülsten (Metastasen) im Körper auffällt.
- Das latente Prostatakarzinom wird erst bei der Öffnung des Körpers nach dem Tod (Obduktion) entdeckt und hatte zu Lebzeiten keine Beschwerden verursacht.

Darüber hinaus kann die vorliegende Krebsform unterschiedliche Aggressivität aufweisen: Man unterscheidet gut differenzierte Krebszelltypen (G1) und aggressive gering differenzierte Krebszelltypen (G3). Bei der Behandlung von Prostatakrebs wird auch diese Krebszellaggressivität berücksichtigt.

Es gibt verschiedene Tumorformen:
- **manifest (wird bei der Fingeruntersuchung, Gewebeentnahme oder Prostataoperation entdeckt)**
- **inzident (wird zufällig und nur bei Prostataoperationen mit Gewebeentnahme entdeckt)**
- **okkult (bleibt solange unerkannt, bis sich Metastasen gebildet haben)**
- **latent (bleibt zu Lebzeiten unentdeckt, da es keine Beschwerden verursacht)**

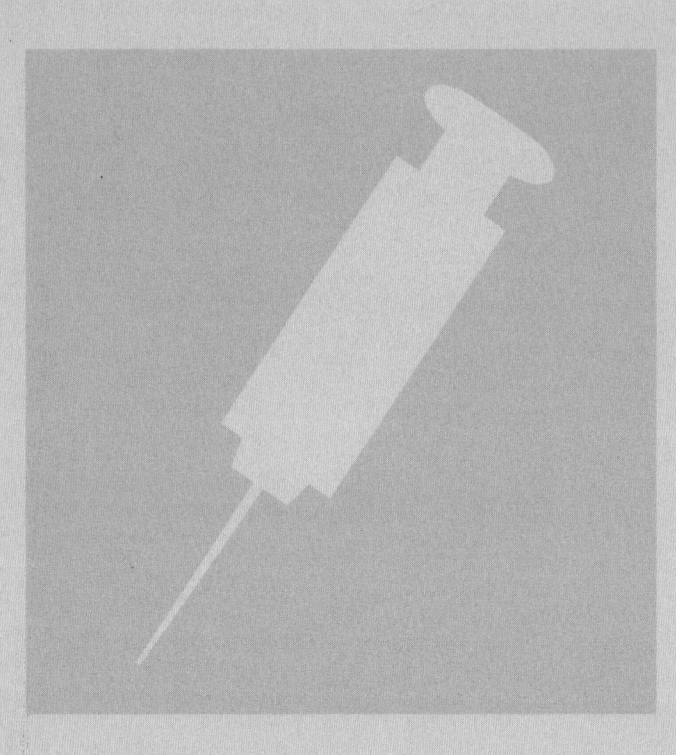

Wie werden Prostataleiden festgestellt?

Die Möglichkeiten, Ursachen von Prostataleiden zu ergründen, reichen von der einfachen Befragung des Patienten bis hin zu hochtechnisierten computergestützten bildgebenden Verfahren. Normalerweise ist die Prostata-Diagnostik für den betroffenen Patienten nur gering belastend. In Zweifelsfällen können jedoch auch stärker belastende Untersuchungen wie eine Blasenspiegelung oder eine Gewebeentnahme erforderlich sein. Wichtig ist jedoch in jedem Fall, daß Sie sich überwinden und sich Ihrem Arzt anvertrauen – dies verbessert die Chance, die zugrundeliegende Prostataerkrankung frühzeitig zu erkennen und erfolgreich zu behandeln.

Welches sind die ersten diagnostischen Maßnahmen?

Prostataprobleme sind ein heikles Thema, das den Intimbereich jedes Mannes berührt und worüber man(n) in der Regel ungern spricht. Dem behandelnden Arzt steht eine Reihe bewährter Untersuchungsmethoden zur Verfügung, die Aufschluß über die vorliegende Erkrankung bei Prostatabeschwerden liefern.

Wenn sich Beschwerden einstellen, die auf Prostataprobleme hindeuten, und die Lebensqualität stärker beeinträchtigt ist, kann ein Besuch beim Urologen sinnvoll sein. Urologen haben in der Regel mit der Diagnose und Therapie von Prostataleiden viel Erfahrung, wobei ihnen zahlreiche aussagekräftige Diagnoseverfahren zur Verfügung stehen.

Häufige urologische Untersuchungsverfahren

◆ Klinische Untersuchung (Anamnese, Inspektion, Tastbefund)
◆ Untersuchung des Urins im Labor
◆ Untersuchung des Blutes im Labor (PSA, saure Phosphatase)
◆ Ultraschall-Untersuchung (Sonographie)
◆ Röntgen-Untersuchung (Ausscheidungs-Urographie, Urethrozystographie)
◆ Computertomographie (CT)
◆ Szintigraphie (Skelettszintigraphie)
◆ Kernspinresonanztomographie (NMR)
◆ Harnblasenspiegelung (Endoskopie)
◆ Untersuchung der Harnflußdynamik (Uroflowmetrie)
◆ Gewebeentnahme aus der Prostata (Biopsie)

Zunächst wird Ihr Arzt ein Gespräch mit Ihnen über Ihre aktuellen Beschwerden führen und Sie auch zu anderen Krankheiten befragen, die bei Ihnen oder Familienmitgliedern vorgekommen sind.

Im Rahmen Ihrer persönlichen Anamnese sollten Sie dem Arzt offen über Ihre Beschwerden berichten – etwa Probleme beim Wasserlassen oder auch mögliche Potenzprobleme oder Schmerzen beim Geschlechtsverkehr sowie die Art, Dauer und die Charakteristik Ihrer Beschwerden. Eine gute Möglichkeit der Selbsteinschätzung der Symptome bietet auch der bereits erwähnte Symptom-Score (IPSS). Dies ist andererseits auch eine gute Gelegenheit, Ihrem Arzt Fragen zu stellen und sich über Diagnose- und Therapiemöglichkeiten sowie begleitende Risiken zu informieren. Fragen zu Krankheiten in Ihrer Familie dienen der Einschätzung eines möglichen Prostatakrebsrisikos.

Im Rahmen der klinischen Untersuchung wird Ihr Arzt den äußeren Genitalbereich inspizieren, die Hoden abtasten und mit der Fingeruntersuchung im Enddarm die Prostatagröße und -beschaffenheit zu beurteilen versuchen. Diese Untersuchungen sind nur wenig belastend, nicht schmerzhaft und ermöglichen eine vorläufige Diagnose. Sollten Unsicherheiten darüber bestehen, welche Prostataerkrankungen in Frage kommen, schliessen sich weitere diagnostische Untersuchungen an.

Wie wird die Fingeruntersuchung im Enddarm durchgeführt?

Da die Vorsteherdrüse sehr nahe am Enddarm anliegt, kann sie mit dem behandschuhten Finger des Arztes dort auch gut getastet werden (digitale rektale Untersuchung). Diese Untersuchung ist Bestandteil der kostenlosen Krebsvorsorgeuntersuchung für Männer ab dem 45. Lebensjahr. In der Regel führt der Hausarzt diese Untersuchung durch. Die rektale Prostatatastung wird möglicherweise als unangenehm empfunden, ist jedoch normalerweise nicht schmerzhaft. Mit dem tastenden Finger kann der Arzt Schwellungen, Knoten oder Verhärtungen der Vorsteherdrüse aufspüren. Häufig ergibt diese Untersuchung erste Hinweise auf einen möglichen Prostatakrebs. Werden ungewöhnliche Veränderungen an der Prostata festgestellt, sollte man sich bei einem Urologen vorstellen, der weitere Untersuchungen zur Klärung der Ursachen veranlassen kann.

Der Arzt entscheidet je nach Ergebnis der ersten Untersuchungen, ob und welche weiteren Untersuchungen für die genaue Diagnose noch notwendig sind.

Die Fingeruntersuchung der Prostata vom Enddarm ist die wichtigste Diagnosemaßnahme zur Früherkennung einer BPH oder von Prostatakrebs.

Was geschieht bei der Krebsvorsorge-untersuchung?

Im Gegensatz zu Frauen nehmen Männer die von den Krankenkassen angebotenen Vorsorgeuntersuchungen kaum in Anspruch.

Die Vorsorgeuntersuchung zur Krebsfrüherkennung ist kostenlos. Männer sollten sich insbesondere in Bezug auf die gutartige Prostatavergrößerung und Prostatakrebs ab dem 45. Lebensjahr einmal jährlich untersuchen lassen – auch wenn keine Beschwerden vorliegen. Im Rahmen der Früherkennungsuntersuchung prüft der Arzt zunächst die äußeren Geschlechtsorgane, er tastet die Hoden ab und achtet auf sichtbare Veränderungen. Darüber hinaus fragt der Arzt nach Beschwerden, vor allem beim Wasserlassen. Schließlich tastet er mit dem Finger vom Enddarm aus die Prostata ab (digitale rektale Untersuchung).

Mit Hilfe einer Untersuchung des Urins kann eine mögliche Infektion der Harnwege festgestellt werden. Hierzu wird in der Regel der sogenannte „Mittelstrahlurin" verwendet, das heißt, daß die erste Urinportion bei der Harnentleerung weggeschüttet und nur der anschließend ausgeschiedene Harn zur Untersuchung verwendet wird. Mit einem Urinstreifenschnelltest kann man sich grob über die Beschaffenheit des Urins orientieren – etwa ob Bakterien oder rote (Erythrozyten) beziehungsweise weiße Blutkörperchen (Leukozyten) im Urin enthalten sind. Mit dem Mikroskop kann der Urin dann noch genauer beurteilt werden:

- Findet man Leukozyten und Bakterien, liegt meist eine Infektion oder Entzündung der Harnwege vor.
- Erythrozyten im Urin können auf ein Harnsteinleiden, eine einfache Infektion oder Tumorerkrankungen der Harnwege hinweisen.

Durch Harnwegsinfektionen können sich vorbestehende Prostatabeschwerden deutlich verstärken. Auch eine Prostataentzündung (Prostatitis) kann dazu führen, daß im Urin Leukozyten nachweisbar sind.

Eine Urinuntersuchung gibt Aufschluß darüber, ob eine Harnwegsinfektion oder eine etwaige Tumorerkrankung vorliegen könnte.

Gibt es noch andere Urintests?

Weitere Urintests sind die „Dreigläserprobe" sowie die Harnfluß- und Harnblasendruckmessung beim Urologen.

Die Dreigläserprobe wird vor allem zur Diagnostik einer Prostataentzündung eingesetzt. Hierbei gibt der Patient zunächst etwas Urin in ein erstes Glas. Anschließend wird eine größere Urinportion des in der Harnblase verbliebenen Harns in ein zweites Glas abgegeben. Dann führt der Arzt den Finger in den Enddarm des Patienten ein, um durch Druck auf die Prostata etwas Prostatasekret in die Harnröhre zu bringen, das zusammen mit dem Urin in ein drittes Glas abgegeben wird. Wenn im ersten Glas Keime nachweisbar sind, liegt meist eine Harnröhrenentzündung vor. Keime im zweiten Glas deuten auf eine Blasen-, Harnleiter- oder Niereninfektion hin. Bei Erregern im dritten Glas kann man von einer Prostataentzündung ausgehen.

Mit einer Harnfluß- und Harnblasendruckmessung (Uroflowmetrie) können unerklärliche Blasenentleerungsstörungen genauer untersucht werden. Die Harnflußmessung erlaubt Rückschlüsse auf den Grad der Harnröhrenverengung durch eine Prostatavergrößerung sowie eine genauere Klärung der Frage, ob die Blasenentleerungsstörung auf Störungen der Harnblasennerven beruht und nicht auf einer Harnröhrenverengung.

Die Uroflowmetrie kann recht umständlich und zeitaufwendig sein und bleibt in der Regel speziellen diagnostischen Fragestellungen vorbehalten.

Was kann mit einer Blutuntersuchung festgestellt werden?

Mit Blutuntersuchungen können die Mengen bestimmter Stoffe im Blut festgestellt werden, die über Entzündungsvorgänge etwa an der Vorsteherdrüse oder in den Harnwegen sowie die Nierenfunktion Auskunft geben.

● Vermehrt weiße Blutkörperchen, Harnstoff und Harnsäure sowie die Substanz Kreatinin im Blut erlauben

Auch im Blut lassen sich bestimmte Stoffe nachweisen, deren Menge den Zustand von Prostata, Nieren und Harnwegen dokumentiert.

Rückschlüsse auf den Ursprung der Entzündungs-erscheinungen – etwa eine Blasen-, Harnleiter-, Nieren- oder Prostataentzündung.

- Einen wichtigen Hinweis auf eine mögliche Prostatakrebserkrankung kann die Bestimmung des sogenannten prostataspezifischen Antigens (PSA) im Blut geben. PSA ist ein Eiweißstoff, der andere Eiweißstoffe im Ejakulat abbaut, und gilt als Tumormarkersubstanz für Prostatakrebs. Normalerweise sind im Blut nur niedrige PSA-Konzentrationen nachweisbar – sie können jedoch bei vorliegendem Prostatakrebs stark ansteigen. Nicht jeder erhöhte PSA-Wert bedeutet aber, daß man an Prostatakrebs erkrankt ist: PSA kann auch bei einer Prostatitis oder gutartigen Prostatavergrößerung (BPH) erhöht sein!

In Deutschland wird die PSA-Bestimmung nicht im Rahmen der Vorsorgeuntersuchung angeboten.

Die Frage, ob die PSA-Bestimmung routinemäßig oder im Rahmen der Krebsfrüherkennungsuntersuchung eingeführt werden soll, ist derzeit ein Gegenstand heftiger Diskussion unter Medizinern. In den USA befürworten vor allem Patientenorganisationen die allgemeine PSA-Bestimmung, um Prostatakrebs frühzeitig zu erkennen.

Die PSA-Kontroverse

Derzeit ist unbestritten, daß die PSA-Bestimmung ein sinnvoller Beitrag zur Prostatakrebsdiagnose ist. Die Medizin schreckte bislang jedoch davor zurück, PSA-Tests als Vorsorgemaßnahme für alle Männer zu empfehlen: Da sich Prostatakrebs sehr langsam entwickelt, könnten durch regelmäßige PSA-Tests viele Prostatakarzinome entdeckt werden, die überhaupt keine Beschwerden verursachen, wobei die Gefahr bestünde, daß sehr viele Operationen durchgeführt würden, die ohne PSA-Test nicht stattgefunden hätten – weil die Betroffenen bereits an anderen Ursachen gestorben wären.

Welche bildgebenden Untersuchungsverfahren gibt es?

Bei der Diagnostik von Prostatabeschwerden besitzen bildgebende Ultraschallverfahren (Sonographie) den Vorteil, daß sie für die Betroffenen wenig belastend sind und gefahrlos beliebig oft wiederholt werden können:

- Die Sonographie, die von außen mit einem Ultraschallkopf auf dem Bauch durchgeführt wird, erlaubt vor allem die Darstellung der Harnblase, der Nieren und der ableitenden Harnwege. Damit können frühzeitig ungünstige Folgeerscheinungen einer Prostataerkrankung auf die Nieren oder die Harnblase erkannt werden. Darüber hinaus macht die Sonographie auch Harnblasensteine sichtbar. Wird vor und nach der Harnblasenentleerung eine Ultraschalluntersuchung durchgeführt, kann auch eine mögliche Restharnbildung beurteilt werden.
- Besser als mit dem Finger kann die Prostata mit einer in den Enddarm eingeführten kleinen Ultraschallsonde begutachtet werden (transrektale Sonographie). Dieses Verfahren wird zur ergänzenden Prostatakrebsdiagnostik genutzt, wobei mit der Sonde auch eine Gewebeprobe (Biopsie) unter Sichtkontrolle entnommen werden kann.

Wann ist eine Röntgenuntersuchung sinnvoll?

Eine reguläre Röntgenaufnahme ergibt kaum diagnostische Hinweise bei vorliegenden Prostataerkrankungen. Da Röntgenuntersuchungen auf Grund der Strahlenbelastung nicht beliebig oft wiederholt werden können, sind spezielle Kontrastmittel-Untersuchungen nur dann sinnvoll, wenn bestimmte Fragestellungen etwa mit Ultraschall nicht eindeutig geklärt werden können.

Es gibt zwei Röntgenuntersuchungen mit Kontrastmittel, die Aufschluß über die Beschaffenheit oder Verände-

Zur Diagnostik eines Prostatakarzinoms ist die Sonographie allein nicht geeignet.

Die Ultraschalluntersuchung hat den Vorteil, daß sie für den Patienten gefahrlos, schmerzfrei und nicht belastend ist und beliebig oft wiederholt werden kann.

Da eine Röntgenuntersuchung aufgrund der Strahlenbelastung nicht ungefährlich ist, kommt sie nur dann zur Anwendung, wenn die Sonographie keine eindeutige Diagnose liefern konnte.

Unter einem Urethro-zystogramm versteht man die kombinierte Röntgenuntersuchung von Harnblase und Harnröhre.

rungen der Nieren oder ableitenden Harnwege geben und Rückschlüsse auf Organveränderungen erlauben, die durch Prostataveränderungen verursacht werden.

Das sogenannte Ausscheidungsurogramm umfaßt eine Röntgen-Übersichtsaufnahme sowie Röntgenaufnahmen 7 beziehungsweise 15 Minuten nach intravenöser Gabe eines iodhaltigen Kontrastmittels. Mit dieser Aufnahmetechnik können die Nieren, das Nierenbecken, der Harnleiter und die Harnblase abgebildet werden. Auch Veränderungen, die auf einer Vergrößerung der Vorsteherdrüse beruhen, werden dadurch sichtbar gemacht.

Bei einem Urethrozystogramm (kombinierte Harnröhren-Harnblasen-Röntgen-Untersuchung) wird Kontrastmittel nicht in das Blut, sondern direkt in die Harnröhre und die Harnblase eingebracht, wobei ebenfalls durch eine Vergrößerung der Vorsteherdrüse verursachte Veränderungen sichtbar gemacht werden können.

Welche Diagnoseverfahren werden noch eingesetzt?

Weitere Diagnose-verfahren:
• Computer-tomographie
• Kernspintomo-graphie
• Szintigraphie

Weitere aufwendigere bildgebende Verfahren bei unklaren Fragestellungen sind die Computertomographie (CT), Kernspintomographie (NMR) sowie die Szintigraphie.

● Mit der Computertomographie, einer speziellen – meist mit Kontrastmittelgabe verbundenen – Röntgenaufnahmetechnik, können Schicht- oder Schnittdarstellungen von Körperregionen gewonnen werden. Das erlaubt die Darstellung des gesamten Harntrakts, der Prostata, der Samenblasen und Lymphknoten.

● Die Kernspintomographie, die mit starken Magnetfeldern arbeitet, liefert gleichfalls Schnittdarstellungen von Körperregionen und wird nur bei gezielter Fragestellung eingesetzt.

● Die Szintigraphie arbeitet mit schwach radioaktiven Substanzen, die in das venöse Gefäßsystem eingebracht werden, und wird zur Übersichtsdarstellung des Knochensystems eingesetzt (Skelettszintigraphie). Diese Untersuchung wird insbesondere benutzt, um frühzeitig mögliche Tochtergeschwülste (Knochenmetastasen) bei Prostatakrebs aufzuspüren.

Was ist eine Harnröhren- beziehungsweise Harnblasenspiegelung?

Die Harnröhren- und Harnblasenspiegelung ist eine endoskopische Untersuchungsmethode, bei der vom Urologen ein 5–6 Millimeter dickes optisches Instrument (Endoskop) in die Harnröhre (Urethroskopie) beziehungsweise Harnblase (Zystoskopie) eingeführt wird. Mit diesem Sichtinstrument kann das Innere der Harnröhre und der Harnblase begutachtet werden: Mögliche Schleimhautveränderungen, Blasenwandausstülpungen (Blasendivertikel), Blasenwandverdickungen, Harnblasensteine und Harnröhrenverengungen können direkt beurteilt und die Größe der Prostata kann abgeschätzt werden. Die Endoskopie der Harnwege kann jedoch beim Mann unangenehm und schmerzhaft sein, weshalb sie nur dann eingesetzt werden sollte, wenn es diagnostisch erforderlich ist. Möglicherweise ist deshalb eine Blasenspiegelung unter Kurznarkose in einer Klinik der ambulanten Endoskopie unter örtlicher Betäubung in einer urologischen Praxis vorzuziehen.

Die Harnröhren- und Harnblasenspiegelung gehören zu den endoskopischen Untersuchungsmethoden.

Das Endoskop kann auch mit einer Ultraschallsonde oder einem kleinen Operationsinstrument – etwa um Blasensteine zu zerkleinern – kombiniert werden.

Wann ist eine Gewebeentnahme (Biopsie) aus der Prostata erforderlich?

Wenn der begründete Verdacht besteht, daß ein Prostatakarzinom vorliegen könnte, ist eine Entnahme von Prostatagewebe sinnvoll. Das Gewebe kann dann im Labor untersucht werden, wobei geprüft wird, ob es entartetes Zellmaterial enthält. Es gibt zwei Formen von Prostatabiopsien – die Saug- und die Stanzbiopsie:

45

Entwarnung!
Die Gewebeentnahme
aus der Prostata ver-
schlechtert nicht das
vorliegende Tumorsta-
dium und erhöht nicht
die Gefahr einer
weiteren Ausbreitung
der Krebszellen
im Körper!

- Bei der Stanzbiopsie wird vom Damm aus – zwischen Hodensack und After – oder im Enddarmbereich eine Spezialnadel eingestochen und bis zur Prostata vorgeschoben, wo ein kleiner Gewebezylinder ausgestanzt wird. Der Eingriff ist schmerzhaft und erfordert örtliche oder allgemeine Betäubung.
- Die Saugbiopsie wird mit sehr dünnen Nadeln immer vom Enddarmbereich aus durchgeführt und ist deutlich weniger belastend als die Stanzbiopsie. Aus der Prostata wird dann Zellmaterial angesaugt.

Die mit beiden Techniken gewonnenen Gewebeproben werden anschließend in einem Labor feingeweblich (histologisch) untersucht.

Wie wird die feingewebliche (histologische) Untersuchung durchgeführt?

Durch eine Gewebeentnahme (Biopsie) gewonnenes Prostatagewebe wird vom Pathologen im Labor mikroskopisch untersucht. Der Pathologe prüft, ob Krebszellen vorliegen, oder er versucht den Grad krebsähnlicher Zellveränderungen (Differenzierungsgrad) zu bestimmen. Je weniger Ähnlichkeit Prostatakrebszellen mit normalen Prostatazellen aufweisen, desto gefährlicher ist der Krebszelltyp.

Das Ergebnis der fein-
geweblichen Beurtei-
lung entscheidet auch
darüber, welche The-
rapie sinnvoll ist und
wie aggressiv diese
Therapie sein muß.

- Grad I: Dieser Krebszelltyp ist günstig zu beurteilen, da die Krebszellen hochdifferenziert sind.
- Grad II: Dieser Krebszelltyp ist ungünstig zu beurteilen, da die Krebszellen mäßig differenziert sind.
- Grad III: Dieser Krebszelltyp ist als bösartig einzustufen, da die Krebszellen kaum differenziert sind.

Welche Diagnoseverfahren sind zur Erkennung von Prostatakrebs sinnvoll?

Die wichtigsten Untersuchungsverfahren zur Erkennung von Prostatakrebs sind die Bestimmung des prostataspezifischen Antigens (PSA) sowie die feingewebliche Untersuchung von bioptisch gewonnenem Prostatagewebe. Sollte nach diesen Untersuchungen immer noch unklar sein, auf welche Ursache die Beschwerden zurückgehen, können folgende zusätzliche Diagnosemethoden sinnvoll sein:

● Größen- und Ausbreitungsbeurteilung des Prostatakrebses: Fingeruntersuchung im Enddarm, Ultraschall-, Computer- (CT) oder Kernspintomographie (NMR) sowie eine Urethrozystoskopie.

● Lymphknotenbeurteilung: Computertomographie (CT), feingewebliche Untersuchung von Lymphknotengewebe nach operativer Lymphknotenentnahme.

● Tochtergeschwulstbeurteilung: Knochenszintigraphie, Röntgenaufnahmen von Knochen und Brustkorb, Computertomographie (CT) und Ultraschalluntersuchung.

Die Gleason-Skala – Schweregradeinteilung der Tumorart nach einer feingeweblichen Untersuchung (Biopsie)

Entsprechend dem Differenzierungsgrad der Krebszellen wird untersuchtes Tumorgewebe mit Punkten bewertet und nach der Gleason-Skala eingestuft – je höher die Punktzahl, desto gefährlicher ist der Prostatatumor.

◆ Grad I – 2 bis 4 Punkte – Gut differenzierte Krebszellen mit Ähnlichkeit zu normalen Körperzellen, die sich nur langsam ausbreiten.

◆ Grad II – 5 bis 7 Punkte – Mäßig differenzierte Krebszellen.

◆ Grad III – 8 bis 10 Punkte – Schlecht differenzierte Krebszellen ohne Ähnlichkeit zu normalen Körperzellen, die sich mit raschem Wachstum schnell ausbreiten.

Wie werden Prostataleiden behandelt?

Für alle Prostataleiden stehen derzeit wirksame und erfolgreiche Behandlungsmöglichkeiten zur Verfügung – dies gilt sogar für das frühzeitig erkannte Prostatakarzinom. Akute Prostataentzündungen werden in der Regel mit Antibiotika behandelt. Bei BPH im Stadium I werden zahlreiche pflanzliche Heilmittel eingesetzt, und es gibt auch verschiedene operative Behandlungen. Prostatakrebs wird am besten bekämpft, wenn er frühzeitig erkannt wird und noch keine Tochtergeschwülste im Körper entstanden sind. Wirksame Arzneimittel und chirurgische Verfahren werden zur Behandlung eingesetzt. Auch für Begleit- oder Folgeerscheinungen von Prostataleiden wie Inkontinenz oder Erektionsstörungen stehen viele wirksame Therapien zur Verfügung.

Wie wird eine Prostataentzündung behandelt?

Bei akuter Prostatitis werden in der Regel Antibiotika, das sind keimhemmende oder -abtötende Substanzen, eingesetzt – am häufigsten Penizilline oder Cephalosporine.

Wichtig ist vor allem, daß diese Arzneimittel nach Vorgabe des Arztes ausreichend lange eingenommen werden, um eine erneute Entzündung (Reinfektion) beziehungsweise eine Eiterbildung (Abszeß) in der Prostata zu verhindern. Meist heilt die Entzündung dann rasch folgenlos ab.

Darüber hinaus können schmerz- oder krampflösende Mittel Beschwerden lindern. Durch stuhlgangfördernde Ernährungsmaßnahmen, etwa reichlich mit der Nahrung zugeführte Ballaststoffe, können Verstopfung und Stuhlverhärtung vorgebeugt werden. Gelegentliche warme Sitzbäder, etwa zehn Minuten und beispielsweise mit Kamillenzusatz, wirken gleichfalls wohltuend und lindern Beschwerden. Eine Reizung der Prostata durch Abkühlung des Unterleibs, Erschütterung oder sexuelle Exzesse sollte vermieden werden.

Wie wird die chronische Prostataentzündung behandelt?

Bei chronischer Prostataentzündung werden ebenfalls zunächst Antibiotika eingesetzt. Häufig bleiben dennoch längere Zeit Beschwerden bestehen, da die Wirkstoffe möglicherweise nicht vollständig zu den Erregern in den Drüsengängen vordringen oder keine Erreger mehr nachweisbar sind.

Die chronische Prostatitis kann Monate oder sogar viele Jahre lang immer wieder Beschwerden verursachen. Zusätzliche Maßnahmen wie abschwellende Mittel, Sitzbäder und stuhlgangregulierende Maßnahmen können die Beschwerden lindern.

Was Sie bei einer Prostataentzündung vermeiden sollten:

◆ Reizung der Prostata durch sexuelle Exzesse
◆ Ungeschützten Geschlechtsverkehr
◆ Reizung der Prostata durch Erschütterungen, etwa beim Autofahren
◆ Abkühlung des Unterleibs, etwa beim Baden oder Sitzen auf kalter Unterlage
◆ Rauchen, übermäßigen Alkohol- oder Kaffeekonsum, fett- und zuckerreiche Nahrungsmittel
◆ Verstopfung, Durchfall, Hämorrhoiden

Ist Geschlechtsverkehr bei einer Prostataentzündung erlaubt?

Im Akutstadium einer Prostatitis sollte man auf Geschlechtsverkehr verzichten. Da die Entzündung auf infektiöse Erreger zurückgeht, besteht die Gefahr, daß der Partner oder die Partnerin beim Geschlechtsverkehr ebenfalls infiziert wird. Am besten gehen Sie zusammen mit Ihrem Partner zum Arzt, wenn Prostatitis-Beschwerden auftreten. Gegebenenfalls muß auch der Partner behandelt werden, um eine spätere Wiederanstekkung zu verhindern.

Eine mäßige sexuelle Aktivität ist nach Abklingen der Akutbeschwerden möglich – in jedem Fall sollte aber ein Kondom benutzt werden, da im Sperma immer noch infektiöse Erreger vorkommen können.

Nach Abklingen der akuten Entzündung sollten Sie ein Kondom benutzen – Sie könnten sonst den Partner anstecken.

Welche pflanzlichen Mittel sind zur Therapie der Prostataentzündung empfehlenswert?

Insbesondere bei chronischer Prostatitis, die langwierig verlaufen kann, kann die Therapie mit pflanzlichen Wirkstoffen sinnvoll sein. Die empfohlenen pflanzlichen Wirkstoffe sind auch bei Langzeiteinnahme gut verträglich.

51

Einige pflanzliche Wirkstoffe haben eine erwiesene positive Wirkung auf Harnwege und Prostatagewebe und können daher sehr gut therapiebegleitend eingesetzt werden.

Pollenextrakte, etwa aus Roggenpollen, sollen insbesondere bei chronischer Prostatitis günstig wirken.

Die Durchspülungstherapie mit Blasentees ist jedoch nicht ganz unproblematisch. Besonders bei eingeschränkter Herz- und Nierenfunktion ist eine Rücksprache mit Ihrem Arzt empfehlenswert.

Pflanzenpollenextrakte enthalten unter anderem Phytosterine, die bei chronisch entzündetem Prostatagewebe günstige Wirkungen entfalten.

Ein weiterer wirksamer Inhaltsstoff ist die zyklische Hydroxamidsäure, die sowohl das gutartige Wachstum von Prostatazellgewebe als auch Prostatakrebszellwucherungen blockieren kann.

Derzeit sind in Deutschland Roggenpollenextrakt und Gräserpollenextrakt rezeptfrei erhältlich. Eine 6monatige Studie aus dem Jahr 1995, bei der 90 Patienten mit chronischer Prostatitis drei Tabletten mit Roggenpollenextrakt täglich eingenommen hatten, ergab eine Verbesserung der Beschwerden bei 78 % und eine Heilung bei 36 % der Betroffenen.

Auch von den Inhaltsstoffen der Früchte der Sägepalme *(Serenoa repens)*, die auch Sabalfrüchte genannt werden, sind günstige Wirkungen bei chronischer Prostatitis zu erwarten. Sabal-Pflanzenextrakte wirken entzündungshemmend und abschwellend beziehungsweise wachstumshemmend auf Prostatadrüsengewebe.

Eine weitere Möglichkeit, den Heilungsprozeß bei chronischer Prostataentzündung zu fördern, ist die Behandlung mit desinfizierend wirkenden pflanzlichen Substanzen im Rahmen einer Durchspülungsbehandlung der Harnwege – mit reichlich Flüssigkeit.

Folgende Arzneipflanzen aus der Apotheke können zur Linderung der Beschwerden beitragen:

- Ackerschachtelhalmkraut
- Bärentraubenblätter
- Birkenblätter
- Goldrutenkraut
- Hauhechelwurzel
- Liebstöckelwurzel
- Orthosiphonblätter
- Queckenwurzelstock

Wie wird eine Prostatopathie behandelt?

Da bei einer Prostatopathie in der Regel keine Krankheitserreger oder andere körperliche Ursachen nachweisbar sind, ist auch eine Therapie mit Antibiotika nicht sinnvoll. Häufig sind Männer, die körperlich oder psychisch überlastet sind, von einer Prostatopathie betroffen. Deshalb stehen Änderungen des Lebensstils, Streßabbau und Entspannungsmaßnahmen als Behandlungsansätze im Vordergrund.

In erster Linie sollten Betroffene versuchen, übermäßigen psychisch-körperlichen Streß abzubauen. Eine ausgewogene vollwertige Ernährung und regelmäßige körperliche Bewegung (Gymnastik, Wandern, Fitnesstraining, Treppensteigen) wirken psychisch ausgleichend und stärken die Abwehrkräfte des Körpers.

Wenn sehr starke Schmerzen auftreten, können kurzfristig vom Arzt verordnete Schmerzmittel eingenommen werden. In der Regel helfen aber auch beruhigend wirkende pflanzliche Mittel wie Baldrian oder Hopfen. Auch durchblutungsfördernde oder krampflösende pflanzliche Arzneimittel können Beschwerden lindern.

Gleichermaßen günstig wirken physikalische Maßnahmen, vor allem Wärmeanwendungen bei Prostatabeschwerden: ein warmes Sitzbad, ein beruhigendes Vollbad mit Melissenzusatz oder einfach eine Wärmflasche im Bett.

Entspannungsmaßnahmen sind besonders wichtig. Der Tagesablauf sollte ein ausgewogenes Verhältnis zwischen Arbeits- und Ruhephasen aufweisen. Auch Entspannungstechniken wie Yoga oder autogenes Training können einen wertvollen Beitrag zur Linderung der Beschwerden leisten. In manchen Fällen ist eine Psychotherapie bei Prostatopathie sehr erfolgreich, wenn man mit unbewältigten Problemen, seelischen Krisen und verdrängten Lebensinhalten zu kämpfen hat.

Autofahren – Gift für die Prostata! Die sitzende und bewegungsarme Lebensweise begünstigt Prostataprobleme. Insbesondere bei Vielfahrern, die mehr als 15 000 Kilometer pro Jahr im Auto zurücklegen, kann sich eine Prostatopathie entwickeln.

53

Wie wird die BPH im Anfangsstadium behandelt?

Im Anfangsstadium der gutartigen Prostatavergrößerung (BPH Stadium I) stehen Beschwerden beim Wasserlassen im Vordergrund, die auf eine durch die Größenzunahme der Vorsteherdrüse bedingte Verengung der prostatischen Harnröhre zurückgehen. Zur Behandlung stehen zahlreiche pflanzliche und chemische Arzneimittel zur Verfügung, die den Hormonhaushalt des Körpers nicht beeinflussen. Darüber hinaus gibt es auch Arzneimittel, die in den Stoffwechsel des Geschlechtshormons Testosteron eingreifen. Diese Arzneimittel beeinflussen die Beschwerden bei gutartiger Prostatavergrößerung in unterschiedlichem Umfang erfolgreich, und ihre Wirksamkeit beruht auf unterschiedlichen Prinzipien:

- Die empfehlenswerten Wirkstoffe sind in Extrakten der folgenden Pflanzen enthalten: Brennesselwurzel, Kürbissamen, Sägepalmenfrüchte und Roggenpollen. Darüber hinaus gibt es noch die von Pflanzeninhaltsstoffen abgeleiteten Beta-Sitosterine. Diese Heilmittel sind rezeptfrei erhältlich und können im Rahmen der Selbstmedikation eingesetzt werden – am besten nach Rücksprache mit Ihrem Arzt.

- Die Gruppe der sogenannten Alpha-Rezeptoren-Blocker führt bei gutartiger Prostatavergrößerung im Anfangsstadium ebenfalls zu günstigen Wirkungen. Diese Mittel setzen die Muskelspannung am Blasenhals und in der Prostata herab, wobei Beschwerden beim Wasserlassen gebessert werden können.

Mit den Wirkstoffen dieser beiden Substanzgruppen allein kann jedoch die Größenzunahme der Prostata nicht rückgängig gemacht werden.

- Seit vier Jahren steht ein Arzneimittel zur Verfügung, das in den körperlichen Hormonhaushalt eingreift, wobei damit tatsächlich eine Größenverringerung bei

BPH erreicht werden kann – es handelt sich um den sog. 5-Alpha-Reduktase-Hemmer Finasterid.

Wie wirken Brennesselwurzel-Extrakte?

Die Brennessel (*Urtica dioica*) ist eine auch in Europa heimische Pflanze, die zahlreiche Inhaltsstoffe besitzt, die bei Prostataproblemen günstig wirken – unter anderem Phytosterine. Der Wirkmechanismus bei BPH ist noch nicht vollständig geklärt, man geht jedoch davon aus, daß die Brennessel einen Bluteiweißstoff, das sogenannte Serum-Hormon-bindende Globulin (SHBG) beeinflußt. SHBG transportiert Geschlechtshormone (Testosteron, Östrogen) im Blut und kann sich auch an Prostatazellen binden. Dadurch wird möglicherweise das Wachstum von Prostatazellen beeinflußt beziehungsweise blockiert. Darüber hinaus wirkt die Brennessel antientzündlich auf Prostatagewebe. Brennesselwirkstoffe stehen auch als Kombination mit Wirkstoffen der Sägepalmenfrüchte zur Verfügung. Eine Studie aus dem Jahr 1995 mit 2.080 BPH-Patienten ergab, daß diese Kombination bei den meisten Patienten gut bis sehr gut wirksam und verträglich war.

Wie wirken Sägepalmenfrüchte-Extrakte?

Die Sägepalme (*Serenoa repens*) ist eine in Nordamerika beheimatete Zwergpalmenart. Ihre Inhaltsstoffe sind in Bezug auf ihre Wirkung auf Prostatagewebe gut untersucht. Zu den wichtigsten Effekten von Sägepalmenfrüchte-Extrakten (enthalten in SALUCUR Kapseln oder im Tonikum aus dem Hause SALUS, im Reformhaus erhältlich) zählt die Blockade der Umwandlung des männlichen Geschlechtshormons Testosteron in Dihydrotestosteron (DHT), das für das Wachstum von Prostatagewebe vor allem verantwortlich gemacht wird. Sägepalmenwirkstoffe unterdrücken darüber hinaus offensichtlich auch die Bindung von DHT an Androgenrezeptoren in Prostatazellen – das heißt, sie verhindern, daß Hormonwirkungen im Prostatagewebe wirksam werden können. Neben DHT scheinen ebenso Östrogene als Wachstumsfaktoren bei der Prostatavergrößerung eine Rolle zu spielen. Auch die Wirkung des weiblichen Geschlechtshormons Östrogen auf Prostatagewebe soll durch Sägepalmenwirkstoffe blockiert werden können. Im Sägepalmenfrüchte-Extrakt wurden außerdem Inhaltsstoffe nachgewiesen, die antiödematös wirken. Sie verringern die Gewebsflüssigkeit der Prostata und bewirken so eine Reduktion des Prostatahormons. Zusätzlich wird auch Entzündungserscheinungen im Prostatagewebe vorgebeugt. Man geht davon aus, daß Dosierungen von 100 bis 200 Milligramm zweimal täglich prophylaktisch wirksam sind. Sägepalmenfrüchte-Extrakte werden seit Jahren mit Erfolg bei BPH eingesetzt. Eine Studie aus dem Jahr 1996 hatte drei Jahre lang die Wirksamkeit und Verträglichkeit eines Sägepalmenfrüchte-Extrakts (160 Milligramm zweimal täglich) bei 315 BPH-Patienten geprüft: Bei insgesamt 80 % der Betroffenen verbesserten sich die Prostatabeschwerden – bei 73 % verbesserte sich das nächtliche Wasserlassen (Nykturie), bei 59 % verschwand die Restharnbildung in der Blase, und 114 Patienten waren vollkommen beschwerdefrei.

Wie wirken Kürbissamen-Extrakte?

Kürbissamen enthalten Fettsäuren und gesundheitsfördernde antioxidativ wirksame Substanzen. Die Inhaltsstoffe des Kürbissamens verringern den Blasendruck, verbessern die Blasenfunktion und senken den Druck auf die Harnröhre. PROSTAMED (Dr. Gustav Klein, Zell-Harmersbach) enthält als Hauptwirkstoff Kürbisglobulin, ein aus den Kernen gewonnenes Eiweiß, das ein weiteres Wachstum der Prostata hemmt und den Gewebedruck herabsetzt. Zwei weitere Wirkstoffe sind Auszüge aus Goldrute und Zitterpappel, die die Ausscheidungsleistung der Nieren und die Blasenmuskulatur erhöhen sowie entzündungshemmend und schmerzlindernd wirken. So kommt es durch die Beseitigung venöser und entzündlicher Stauungen zur Abschwellung der vergrößerten Prostata. Klinische Studien haben gezeigt, daß auch Kürbissamen-Extrakte, kombiniert mit Sägepalmenfrüchte-Extrakten (enthalten in SALUCUR Kapseln oder im Tonikum, im Reformhaus erhältlich), bei gutartiger Prostatavergrößerung günstig wirken können und gut verträglich sind. Auch eine Anwendung dieser Kombination erweist sich daher als vorteilhaft.

Kürbissamen-Präparat:
• **Prostamed (Dr. Klein)**

Wie wirken Beta-Sitosterine?

Beta-Sitosterine sind von Pflanzeninhaltsstoffen, den Phytosterinen, abgeleitete Substanzen, die in Deutschland seit mehr als zehn Jahren bei BPH eingesetzt werden. Sie wirken vor allem entzündungshemmend und können BPH-Beschwerden bessern. Eine sechsmonatige Studie mit 200 BPH-Patienten ergab, daß durch eine Beta-Sitosterin-Therapie die Restharnmenge verringert und die Harnentleerungsfunktion deutlich verbessert wird. Die Größe der Prostata wird jedoch nicht beeinflußt.

Wie wirken Pollenextrakte?

Roggenpollenextrakte werden schon seit längerem mit Erfolg bei Prostataentzündung eingesetzt – bei bis zu 80 % der Patienten konnte eine Besserung der Beschwerden bei chronischer Prostatitis erzielt werden.

Forschungsergebnisse zeigten, daß mindestens einer der Inhaltsstoffe der Roggenpollen möglicherweise das Wachstum von Prostatazellen blockieren kann – die zyklische Hydroxamidsäure, die auch das Wachstum von Prostatakrebszellen bremst.

Eine Studie aus dem Jahr 1996 wies nach, daß auch bei gutartiger Prostatavergrößerung (BPH) bis zu 85 % der Patienten von einer solchen Behandlung mit Roggenpollenextrakten profitieren können.

Welche anderen Heilpflanzen gibt es noch?

Bei gutartiger Prostatavergrößerung werden noch weitere pflanzlichen Wirkstoffe eingesetzt oder sind in der Erprobungsphase. Diese pflanzlichen Mittel sind entweder in Deutschland nicht verfügbar oder noch wenig wissenschaftlich untersucht:

- Pappelextrakte erscheinen derzeit zur BPH-Therapie nicht empfehlenswert.

- *Pygeum africanum* ist eine immergrüne Pflanze, die in Zentral- und Südafrika vorkommt. Zahlreiche Inhaltsstoffe (Beta-Sitosterin, pflanzliche Östrogene, Triterpene) sollen das Wachstum von Prostatagewebe verringern. Pygeum-Extrakte werden vor allem in Frankreich seit mehr als 25 Jahren bei BPH-Patienten benutzt.

- Als vielversprechende Heilpflanze bei BPH gilt auch Epilobium, das Weidenröschen. Die starken antientzündlichen Eigenschaften und die Wirkungen der Pflanzeninhaltsstoffe (5-Alpha-Reduktase-Hemmung, Tumor- und Virushemmung) bei Nieren-, Blasen- und Prostataerkrankungen werden derzeit wissenschaftlich untersucht.

- Grüner Tee soll ebenfalls zahlreiche Inhaltsstoffe aufweisen, die sich günstig auf eine gutartige Prostatavergrößerung auswirken. Gegen ein oder zwei Gläser grünen Tee täglich ist mit Sicherheit nichts einzuwenden.

- Inhaltsstoffe von südafrikanischem Sternengras (*Hypoxis rooperi*) sind in Beta-Sitosterin-Präparaten enthalten. Ob Extrakte dieser Heilpflanze allein bei BPH sinnvoll und wirksam sind, ist noch nicht genügend untersucht.

Da die Wirkung dieser Heilpflanzen noch nicht vollständig erforscht ist, kann man noch keine endgültigen Empfehlungen geben.

Es gibt noch eine Reihe weiterer Heilpflanzen, die bei BPH eingesetzt werden, es liegen jedoch noch keine ausreichenden wissenschaftlichen Ergebnisse vor. Gegen eine Einnahme dieser Präparate in einem normalen Maß ist aber sicherlich nichts einzuwenden.

Wie wirken Alpha-Rezeptoren-Blocker?

In der Muskulatur der Harnblasenwand und -halsregion sowie der Prostata – aber auch der Blutgefäße – befinden sich spezielle Signalempfängerstellen, die die Reaktionsbereitschaft für die Spannung und Entspannung dieser Muskulatur beeinflussen – die sogenannten Alpha-Rezeptoren. Wenn nun Arzneimittel, die diese Signalempfängerstellen besetzen können, eingenommen werden, verringert sich der Muskeltonus im Prostata- und Harnblasenbereich, und BPH-bedingte Beschwerden beim Wasserlassen bessern sich. Diese Arzneimittel werden Alpha-Rezeptoren-Blocker genannt und sind ausnahmslos rezeptpflichtig. Alpha-Rezeptoren-Blocker wie die Wirkstoffe Terazosin (Präparat „Flotrin Pro" von Abbott, Wiesbaden), Tamsulosin, Alfuzosin (Präparat „UroXatral/-S" von Synthelabo, Berlin) und Doxazosin bessern nächtlichen Harndrang und andere im Anfangsstadium der BPH vorkommende Beschwerden. Diese neu entwickelten selektiven Alpha-Rezeptoren-Blocker weisen nicht mehr die Nebenwirkungen (beispielsweise Blutdruckabfall, Müdigkeit und Herzklopfen) älterer Präparate dieses Typs auf. Derzeit stehen auch langfristig wirksame Alpha-Rezeptoren-Blocker, die nur einmal täglich angewendet werden müssen, zur Verfügung. Alfuzosin bietet den Vorteil, daß von Anfang an die therapeutisch notwendige Dosis eingenommen werden kann. Alpha-Rezeptoren-Blocker beeinflussen jedoch die Größe der Prostata nicht. Aber sie entspannen die Prostatamuskulatur und können so die Symptome

Die Alpha-Rezeptoren-Blocker der neuen Generation müssen nur noch einmal täglich eingenommen werden und verursachen auch weniger Nebenwirkungen. Sie verbessern den nächtlichen Harndrang und die Beschwerden beim Wasserlassen, beeinflussen jedoch nicht die Größe der Prostata.

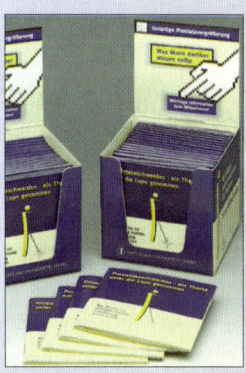

Die Industrie klärt intensiv über Prostata-Probleme auf – wie hier die Firma Synthelabo mit ihrer Broschüre, die in der Apotheke oder beim Arzt erhältlich ist.

Wichtige Alpha-Rezeptoren-Blocker:

Präparatname	Wirkstoff	Hersteller
Flotrin®Pro	Terazosin	Abbott
UroXatral/ -S®	Alfuzosin	Synthelabo

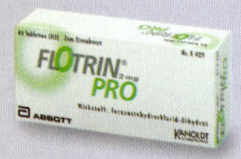

schnell und langfristig lindern. Durch die mit Alpha-Rezeptoren-Blockern erzielte Entspannung lassen auch nächtliches Wasserlassen und Harndrang schnell wieder nach, und die Blase kann wieder richtig entleert werden. Terazosin, enthalten im Präparat „Flotrin Pro" von Abbott, ist ein modernes Therapeutikum für prostatabedingte Harnentleerungsstörungen mit einer einmal täglichen Gabe, dessen Therapiekosten auf dem niedrigen Niveau von Pflanzenextrakten liegen – ein wichtiger Aspekt, da der behandelnde Arzt heute besonders auf die Kosten jeder Therapiemaßnahme achten muß, dies um so mehr bei einer langfristigen Behandlung.

Gibt es Arzneimittel, die zu einer Verkleinerung der gutartig vergrößerten Prostata beitragen?

Seit etwa vier Jahren gibt es in Deutschland ein hormonell wirksames Arzneimittel, das gutartiges Wachstum von Prostatagewebe bremsen oder sogar rückgängig machen kann. Es handelt sich um den Wirkstoff Finasterid.

Die Wirkungsweise dieser Substanz beruht darauf, daß der im Prostatagewebe vorkommende (enzymatische) Eiweißstoff 5-Alpha-Reduktase gehemmt wird. Durch diesen Einfluß wird in der Prostata das männliche Geschlechtshormon Testosteron in das weitaus wirksamere Dihydrotestosteron (DHT) umgewandelt. DHT fördert das Wachstum von Prostatagewebe. Finasterid blockiert gezielt die 5-Alpha-Reduktase, wobei sich die Prostata bei Anwendung dieses Wirkstoffs in den meisten Fällen um ein Drittel verkleinert – allerdings erst nach mehrmonatiger Anwendung. Jedoch: Die Prostataverkleinerung führt nicht in jedem Fall auch zu einer Besserung der Beschwerden. Darüber hinaus sinkt durch Finasterid auch der Wert von prostataspezifischem Antigen (PSA) im Blut, dem wichtigsten Tumormarker für Prostatakrebs.

Wie wird die BPH im mittelschweren oder schweren Stadium behandelt?

Mit Hilfe des bereits vorgestellten Symptom-Scores (IPSS) kann man sich einen Eindruck darüber verschaffen, wie weit die gutartige Prostatavergrößerung bereits fortgeschritten ist. In jedem Fall werden Betroffene in fortgeschrittenen BPH-Stadien, das heißt, im mittelschweren oder schweren Stadium der gutartigen Prostatavergrößerung, unter deutlichen Beschwerden beim Wasserlassen leiden. Im Gespräch mit dem Urologen sollte dann geklärt werden, welche weiteren Behandlungsschritte nötig und sinnvoll sind:

- Die BPH im Stadium II kann in manchen Fällen mit Arzneimitteln allein ausreichend behandelt werden. In anderen Fällen können in diesem Stadium bereits operative Maßnahmen erforderlich sein.
- Die BPH im Stadium III muß fast immer operativ behandelt werden, da in der Regel die Blasenfunktion schwer gestört ist und eine normale Blasenentleerung nicht mehr möglich ist.

Wann muß eine gutartige Prostatavergrößerung operiert werden?

Im BPH-Anfangsstadium sowie auch gelegentlich bei BPH-Fällen im mittelschweren Stadium können die Beschwerden mit Änderungen des Lebensstils, physikalischen Maßnahmen und Arzneimitteln beherrscht werden. Liegen jedoch starke Beschwerden und Restharnbildung in der Blase vor, ist meist eine Operation der Prostata erforderlich.

Eine Operation kann in jedem Fall nur dann durchgeführt werden, wenn der Gesundheitszustand des betroffenen Mannes ausreichend stabil ist, das heißt keine Organschädigungen wie bei Nierenschwäche, Herz-

Häufig muß die Operation nicht sofort durchgeführt werden, sondern die Betroffenen können sich mit ihrem Urologen darüber beraten, wann und mit welcher Operationstechnik (offene Chirurgie oder Endoskopie) der Eingriff durchgeführt werden soll.

61

Sobald es bei der gutartigen Prostatavergrößerung zu starken Beschwerden sowie Restharnbildung in der Blase kommt, wird oft eine Operation notwendig – sofern der Gesundheitszustand des Patienten stabil ist.

Kreislauf-Schwäche oder akute Infektionskrankheiten vorliegen, die das Operationsrisko erhöhen.

Auch wenn die angestrebte Operation medizinisch Prostatektomie genannt wird, bedeutet dies nicht, daß die gesamte Drüse entfernt wird. In der Regel wird bei gutartiger Prostatavergrößerung nur die Wurzel des Übels beziehungsweise der Beschwerden, die Verengung der prostatischen Harnröhre mit ihren unangenehmen Folgeerscheinungen beseitigt.

Wann ist die Prostataoperation sinnvoll?

◆ Wenn starke Beschwerden vorliegen, die durch Arzneimittel nicht mehr gebessert werden können
◆ Wenn ein Risiko für eine Schädigung der Blase oder der Nieren vorliegt
◆ Wenn eine hartnäckige Restharnbildung vorliegt
◆ Wenn eine Überlaufinkontinenz mit Harnrückstau vorliegt
◆ Wenn gleichzeitig eine Krebserkrankung vorliegt

Welche Operationstechnik wird am häufigsten angewandt?

Als sogenannter „Goldstandard" der urologischen Prostatachirurgie gilt die transurethrale Resektion der Prostata (TURP), auch transurethrale Prostatektomie genannt. Bei diesem Verfahren wird unter regionaler Betäubung (etwa einer unteren Rückenmarksbetäubung, der Lumbalanästhesie) eine elektrische Drahtschlinge, die sich in dem hohlen Schaft des Resektoskops befindet, in die Harnröhre eingeführt und durch Schlingenbewegung das Geschwulst entfernt – wie beim „Hobeln". Zieht man wieder den Vergleich der Prostata mit einer Frucht heran, so wird bei der TURP die Frucht an der Stielöffnung angebohrt und das Kerngehäuse von innen durch

Derzeit ist die TURP der goldene Standard auf dem Gebiet der urologischen Prostatachirurgie.

Hobelbewegung ausgehöhlt. Die kleinen Prostatagewe-bescheibchen oder -späne werden in die Blase gespült und von dort abgesaugt – und anschließend feingeweb-lich im Labor untersucht. Nach dem Eingriff wird zur Harnableitung ein Katheter in die Harnblase eingelegt, der nach etwa drei Tagen wieder entfernt wird.

Kurze Zeit nach der Operation kann es vorüber-gehend zu Harndrang oder Beschwerden beim Wasser-lassen kommen.

Bewährtes „Abhobeln" der Prostata: die TURP

In Deutschland werden etwa 80 000 und in den USA etwa 400 000 Männer pro Jahr erfolgreich mit der transurethralen Resektion der Prostata (TURP) operativ behandelt.

Wie sicher ist die TURP?

Die TURP ist ein seit Jahrzehnten durchgeführtes Opera-tionsverfahren, das immer weiter verbessert wurde. Nur in etwa 3 % bis 10 % der Fälle kommt es zu gering-gradigen Komplikationen: Blutung, Harnwegsinfektio-nen, Störungen der Sexualfunktion oder Harnröhrenver-engung. Ein Vorteil dieser Methode ist es, daß gutartig gewuchertes Prostatagewebe operativ unter Sichtkon-trolle entfernt werden kann, wobei in der Regel eine deutliche Erweiterung der Harnröhre und eine spürbare Verbesserung der Beschwerden erreicht wird. Eine In-kontinenz als Folge einer Verletzung des Schließmuskels ist auf Grund der guten Sichtkontrolle während des Ein-griffs eine äußerst seltene Erscheinung. Insgesamt treten derzeit ernste TURP-Komplikationen sehr selten auf – sogar bei Operationen von Männern, die älter als 80 oder 90 Jahre sind.

Die TURP ist eine sehr sichere Methode. Ern-ste Komplikationen treten nur in sehr sel-tenen Fällen auf.

Die retrograde Ejakulation tritt deshalb auf, weil bei der TURP die Blasenhalsregion meist mit entfernt werden muß und deshalb beim Orgasmus mit Samenerguß eine Abdichtung der Blase nicht mehr möglich ist.

Fast immer muß jedoch ein mit der TURP behandelter Mann damit rechnen, daß der Samenerguß (Ejakulation) nicht mehr nach außen über den Penis erfolgt, sondern der Samen beim Orgasmus rückwärts in die Blase geschleudert wird, die sogenannte retrograde Ejakulation. Es handelt sich also nicht um Impotenz, sondern um eine Zeugungsunfähigkeit, die in der Regel Männer weit jenseits des 50. Lebensjahres betrifft.

Hochdruck- oder Niederdruck- oder Roboter-TURP?

◆ Bei der Hochdruck-TURP (HD-TURP) gelangt das Spülwasser zur Ausspülung der abgehobelten Gewebeteilchen unter hohem Druck in das Operationsgebiet. Das Blasenverletzungsrisiko ist bei diesem Verfahren erhöht, weshalb der Eingriff auf eine Stunde begrenzt ist und nur Geschwulste einer Größe von 30 bis 50 Gramm behandelt werden können.

◆ Die Niederdruck-TURP ist schonender, wobei auch Prostatageschwulste bis zu einem Gewicht von 300 Gramm – meist im Rahmen mehrerer Eingriffe – entfernt werden können.

◆ In Japan und in Großbritannien wurden TURP-Robotersysteme entwickelt, die keinen Operateur mehr erfordern – die Operationsrisiken entsprechen den Risiken einer normalen Prostataresektion.

Bei einer leichten bis mittleren gutartigen Prostatavergrößerung kann der Patient auch mit der schonenderen TUIP-Methode behandelt werden – lassen Sie sich von Ihrem Urologen beraten.

Wann kann eine weniger belastende operative Prostataschlitzung (TUIP) vorgenommen werden?

Eine weniger belastende, schonende Variation der TURP ist die sogenannte transurethrale Inzision der Prostata (TUIP). Bei der TUIP-Methode, die in den USA sehr häufig benutzt wird, wird die Prostata mit dem durch die Harnröhre eingeführten Operationsinstrument mit einem Häkchen in Längsrichtung beidseits nur eingeritzt, aber nicht abgetragen. Das Verfahren eignet sich nur zur Behandlung einer leichten bis mittelgradigen gutartigen Prostatavergrößerung – bei einem Prostatagewicht bis etwa 30 Gramm.

Bei TUIP kommt es seltener zu Blutungskomplikationen, und der Klinikaufenthalt ist verkürzt. Darüber hinaus muß nur in etwa einem Viertel der Fälle mit einer postoperativen retrograden Ejakulation gerechnet werden. Männer mit gutartiger Prostatavergrößerung, die den Wunsch haben, die retrograde Ejakulation zu vermeiden, sollten sich von ihrem Urologen ausführlich über diese Therapiemöglichkeit informieren lassen.

Wann ist eine offene, chirurgische Prostataentfernung erforderlich?

Hat das gutartige Prostatawachstum zu einem Drüsenvolumen von 80 bis 100 Gramm oder mehr geführt, ist eine Operation über die Harnröhre in der Regel nicht mehr sinnvoll. Da die TURP bei den meisten Patienten mit Erfolg durchgeführt werden kann, ist die offene Prostataentfernung (Prostataadenomektomie) heute nur noch selten erforderlich. Nach einem Bauchschnitt wird bei der offenen Prostataentfernung häufig über eine Eröffnung der Harnblase die Vorsteherdrüse aus ihrer Kapsel herausgeschält – die sogenannte transvesikale Prostatektomie (TVM). Anschließend wird ein Blasenkatheter gelegt, der etwa neun Tage lang liegen bleiben muß, bis die Wunde an der Harnblase abgeheilt ist. Das so gewonnene Prostatagewebe kann dann feingeweblich (histologisch) auf möglicherweise vorhandene Krebszellen untersucht werden. Im Vergleich zur TURP besteht bei offener Prostataentfernung, insbesondere bei älteren Patienten, ein erhöhtes Operationsrisiko – vor allem auf Grund der notwendigen Vollnarkose und häufíg erforderlichen Bluttransfusionen.

Die Entfernung der Prostata über einen offenen chirurgischen Eingriff ist heute nur noch sehr selten erforderlich.

Da die Prostatakapsel nach der Operation im Körper verbleibt, ist auch weiterhin eine Vorsorgeuntersuchung sinnvoll, um Prostatakrebs möglichst frühzeitig erkennen zu können.

Gibt es noch weitere Therapie- möglichkeiten?

In den letzten Jahr- zehnten wurden neue Therapiemöglichkei- ten entwickelt, die bei fortgeschrittener gut- artiger Prostataver- größerung zur An- wendung kommen.

Neben den etablierten endo- skopischen und chirurgischen Behandlungsformen wurden in den letzten Jahrzehnten und in neuester Zeit zahlreiche alternative Therapiemethoden bei fortgeschrittener gutartiger Prostatavergrößerung ent- wickelt:

◆ Kälte- und Wärmetherapieverfahren: Kältechirurgie und Hyperthermietherapie
◆ Implantate: Spiralen, Katheter und Stents
◆ Lasertechniken: TULAP, TULIP, VLAP und ILK
◆ Ultraschall-Therapiemethoden: Transurethrale Ultra- schall-Aspiration (TUNA), fokussierter Ultraschall (FEPT, HIFUP)
◆ Verdampfungstherapie der Prostata: Transurethrale Evaporisation der Prostata (TUEP)
◆ Ballonaufdehnungsverfahren: Ballondilatation
◆ Extrakorporale Stoßwellenbehandlung (ESWP)

Wie funktioniert die Kältechirurgie?

Bei der Kältechirurgie (Kryochirurgie) wird flüssiger Stickstoff (minus 50 Grad Celsius) mit einer speziellen Kryosonde durch die Harnröhre zur vergrößerten Pro- stata geleitet, wobei das Gewebe vereist. Die vereisten abgestorbenen Gewebeteile werden dann nach außen gespült. Langzeittherapieerfahrungen mit dieser Me- thode liegen jedoch noch nicht vor.

Wie funktioniert die Wärmetherapie?

Es gibt zwei verschiedene Wärmebehandlungsverfahren mit unterschiedlicher Wirksamkeit:

Die lokale Mikrowellen-Hyperthermie arbeitet mit Temperaturen bis 43 Grad Celsius, die in einer über die Harnröhre oder den Enddarm vorgeschobenen Sonde erzeugt werden. Die Behandlung kann meist ohne Betäubung durchgeführt werden. Häufig sind bis zu zehn Behandlungen erforderlich, wobei in der Regel eine vorübergehende Besserung der Beschwerden eintritt – insbesondere bei Patienten mit chronischer Prostataentzündung. Zur Therapie der gutartigen Prostatavergrößerung erscheint dieses Therapieverfahren nicht geeignet oder empfehlenswert.

Die Erwärmung von Prostatagewebe mit Temperaturen von 45 bis 80 Grad Celsius im Rahmen der transurethralen Mikrowellen-Thermo-Therapie (TUMT) bei gleichzeitiger Kühlung der Harnröhrenschleimhaut kann demgegenüber zur wirksamen Zerstörung von Geschwulstgewebe durch die Hitzeeinwirkung führen. Bei einem in der Regel einmaligen TUMT-Eingriff ist eine lokale Betäubung erforderlich. Die Verfahrenstechnik ist noch nicht ausgereift, die Eindringtiefe der benutzten Mikrowellen begrenzt, und Langzeitergebnisse liegen noch nicht vor. Weitere Nachteile sind die fehlende Möglichkeit einer feingeweblichen Untersuchung, die hohen Geräteanschaffungskosten sowie die Tatsache, daß Herzschrittmacherpatienten oder Patienten mit metallischen Implantaten im Körper nicht behandelt werden dürfen.

Welche Implantatformen gibt es?

Seit etwa zehn Jahren benutzt man zur Behandlung bei gutartiger Prostatavergrößerung auch Fremdkörperimplantate (Prostataimplantate). Es handelt sich hierbei um Spiralen (Fabian-Spirale) oder Maschendraht-Stents (Wall-Stent, ASI-Stent) aus Edelstahl oder Polyurethan-Kunststoff (Nissenkorn-Katheter), die wie „innere Harnröhrenkatheter" funktionieren und die durch die Prostatavergrößerung verengte Harnröhre dauerhaft offen halten sollen. Diese Therapieform erscheint vor allem ge-

Die beiden Methoden der Wärmetherapie:
- **lokale Mikrowellen-Hypertermie**
- **transurethrale Mikrowellen-Thermo-Therapie**

Prostataimplantate haben die Aufgabe, die durch die Prostatavergrößerung verengte Harnröhre dauerhaft offen zu halten.

Prostataimplantate können höchstens 6 Monate im Körper bleiben. Sie weisen noch relativ häufige Komplikationen auf und sind auch ziemlich teuer.

eignet für Patienten, die nicht operiert werden können, oder für Hochrisikopatienten – darüber hinaus kann mit solchen Implantaten auch die Zeit bis zur Operation überbrückt und ein Dauerkatheter vermieden werden. Implantate dürfen höchstens sechs Monate im Körper verbleiben, müssen häufig kontrolliert und gelegentlich ausgewechselt werden. Die Behandlung ist in vielen Fällen erfolgreich, kann aber auch zahlreiche Komplikationen (Materialverkalkung, Harnwegsinfekte, „Verrutschen", Streßinkontinenz) verursachen. Neue Implantatsysteme (Memotherm-Implantat) sollen solche Nachteile nicht mehr aufweisen. Prostataimplantate sind teuer und können vom Urologen meist ohne Betäubung eingesetzt werden.

Welche Lasertherapieverfahren gibt es?

In neuester Zeit wurden insbesondere zahlreiche Lasermethoden zur Behandlung der gutartigen Prostatavergrößerung entwickelt. In der Regel wird die Energie eines Neodym-Yag-Lasers zur Hitzezerstörung von Prostatagewebe benutzt, wobei bei Temperaturen über 60 Grad Celsius eine Eiweißgerinnung und bei Temperaturen über 100 Grad Celsius Gewebeflüssigkeit und Gewebestrukturen verdampft werden. Folgende Methoden werden eingesetzt:

- TULIP: Transurethrale ultraschallgesteuerte laserinduzierte Prostatektomie
- TULAP: Transurethrale Laserablation der Prostata
- VLAP: Visuelle Laserablation der Prostata

Bei diesen Methoden tritt der Laserstrahl rechtwinklig zur Lasersonde (Side-Focus- oder Side-Fire-System), die durch die Harnröhre vorgeschoben wurde, aus und zerstört das Prostatagewebe und die Schleimhaut. Nachteile dieser Verfahren sind der spät eintretende Therapieerfolg sowie die Abstoßung zerstörten Gewebes mit

Laserverfahren zur Behandlung der gutartigen Prostatavergrößerung beruhen auf dem Prinzip, das vergrößerte Gewebe durch vom Laser produzierte Hitzeeinwirkung zu zerstören.

Schmerzen bei der Harnentleerung. Diese Lasertechnik ist ähnlich erfolgreich wie die TURP, aber stärker belastend für den Patienten.

Bei der sogenannten interstitiellen Laser-Koagulation (ILK) wird hingegen die Harnröhrenschleimhaut geschont, da die Lasersonde unter Sichtkontrolle direkt in vergrößerte Prostatagewebeabschnitte eingeführt wird. Dadurch kommt es zu weniger Komplikationen nach dem Eingriff. Mit dieser Verfahrenstechnik kann das Volumen der Prostata um bis zu 40 % verringert werden. Für beide Laserverfahren liegen noch keine Langzeitergebnisse vor, man rechnet jedoch damit, daß diese Therapiemethoden auf Grund ihrer Wirksamkeit zunehmend eingesetzt und weiterentwickelt werden.

Es ist anzunehmen, daß die Laserverfahren in Zukunft einen festen Platz bei der Behandlung von BPH einnehmen werden.

Wie funktioniert die transurethrale Nadelablation?

Die transurethrale Nadelablation der Prostata (TUNA) beziehungsweise transurethrale Ultraschall-Aspirationstechnik entspricht technisch dem interstitiellen Laser-Koagulationsverfahren (ILK). Statt Laserenergie wird jedoch hochaktive Ultraschallenergie („Ultraschallmesser") zur Prostatagewebezerstörung benutzt. Freigesetztes Prostatagewebe kann im Gegensatz zu den Lasermethoden auch feingeweblich untersucht werden. Erste klinische Erfahrungen mit dieser Methode zeigten, daß in bis zu 90 % der Fälle ein Therapieerfolg erzielt werden kann, wobei nur in 15 % der Fälle mit einer postoperativen retrograden Ejakulation zu rechnen ist. Das Verfahren befindet sich derzeit noch in klinischer Erprobung.

Wie funktionieren fokussierte Ultraschall-Therapieverfahren?

Eine der neuesten Entwicklungen auf dem Gebiet der Prostatatherapie ist die fokussierte endoluminale Pyrotherapie (FEPT), die auch high intensity focused ultrasound induced prostatectomy (HIFUP) genannt wird. Bei dieser Methode wird über eine in den Enddarm eingeführte Sonde gebündelte (fokussierte) Ultraschallenergie in die Prostata eingestrahlt, wobei Prostatagewebe durch die entstehenden hohen Temperaturen (etwa 80 Grad Celsius) zerstört wird. Nach der Behandlung kommt es in der Regel zu einem Harnverhalt sowie längere Zeit zu Blut im Sperma. Das Verfahren gilt als vielversprechend und befindet sich noch in klinischer Erprobung.

Wie funktioniert die Verdampfungstherapie der Prostata?

Bei der aus den USA stammenden TUEP-Methode arbeitet man mit Hochfrequenzstrom. Die dabei entstehenden hohen Temperaturen lassen Prostatagewebe regelrecht „verdampfen".

Seit etwa vier Jahren gibt es die transurethrale Evaporisation der Prostata (TUEP), die in den USA entwickelt wurde. Bei dieser Methode wird eine Rollenelektrode über die Harnröhre bis zur Prostata vorgeschoben und dann mit Hochfrequenzstrom aktiviert. Die entstehenden hohen Temperaturen „verdampfen" Prostatagewebe bis zu einer Tiefe von vier Millimetern. Das Verfahren gilt als wenig belastend, vielversprechend und befindet sich noch in klinischer Erprobung. Langzeitergebnisse fehlen noch.

Wie funktioniert die Ballonaufdehnung der Prostata?

Ähnlich wie bei Herzkranzgefäßerkrankungen wurde auch für die verengte Harnröhre bei Prostatagewebevergrößerungen eine Aufdehnungsmethode (Prostatadilatation) entwickelt. Mit Hilfe eines aufblasbaren Ballons, der unter Lokalbetäubung in die Harnröhre eingeführt, bis zur Engstelle vorgeschoben und dann mit Luft aufgeblasen wird, kann die Harnröhre wieder durchgängig gemacht werden. Bei Prostatapatienten wird ein Doppelballon-Katheter benutzt. Der Eingriff dauert nur wenige Minuten und verursacht keine Nebenwirkungen.

Allerdings können ernsthafte Blutungskomplikationen vorkommen. Nach anfänglicher Begeisterung zeigte sich, daß dieses Verfahren allenfalls zur kurzfristigen und vorübergehenden Besserung der Beschwerden beiträgt. Derzeit wird diese Behandlungsmethode nicht empfohlen.

Wie funktioniert die Stoßwellenbehandlung der Prostata?

Dieses Prostata-Therapieverfahren wurde von der sogenannten „Badewannen-Behandlung" zur Zertrümmerung von Harnsteinen mit Hilfe von äußerlich erzeugtem und gezielt eingesetztem hochaktivem Ultraschall abgeleitet. Diese extrakorporale Stoßwellenbehandlung der Prostata (ESWP) wurde auch bei Patienten mit gutartiger Prostatavergrößerung angewandt – allerdings ohne großen Erfolg. Vermutlich wird sich dieses Therapieverfahren nicht durchsetzen.

Empfehlenswerte Behandlungsmethoden bei gutartiger Prostatavergrößerung (BPH) im mittelschweren und schweren Stadium:

- ◆ TURP (Abhobeln der Prostata)
- ◆ TUIP (Prostataschlitzung)
- ◆ offene Prostataentfernung (selten erforderlich)
- ◆ Prostataimplantate
- ◆ Lasertherapieverfahren
- ◆ TUNA (Ultraschalltherapie)
- ◆ FEPT (Ultraschalltherapie)
- ◆ TUEP (Verdampfungstherapie)
- ◆ ESWP (Stoßwellenbehandlung)

Kann eine Prostataoperation zu Impotenz führen?

Nach operativer Behandlung der gutartigen Prostatavergrößerung kommt es nur in seltenen Ausnahmefällen zu Erektionsstörungen oder Potenzproblemen. Potenz beziehungsweise die Erektion unterliegt vielen Faktoren, deren Zusammenspiel eine störungsfreie Sexualfunktion gewährleisten: Sexuelle Lust (Libido), Orgasmusfähigkeit, allgemeiner Gesundheitszustand, vegetative und zahlreiche psychische Einflüsse. Man könnte vorsichtig formulieren, daß Männer nach einer Prostataoperation so potent oder impotent bleiben wie sie es vorher waren – daß also der Störeinfluß eines Prostataeingriffs auf die Sexualfunktion des betroffenen Mannes eher gering einzuschätzen ist.

Die Wissenschaft kann keine umfassende oder zufriedenstellende Antwort auf die Fragestellung anbieten, ob Prostataoperationen die männliche Sexualität tatsächlich stören. Denkbar ist lediglich, daß im Verlauf eines operativen Eingriffs das der Prostatakapsel anliegende Gefäßnervenbündel verletzt oder zerstört wird – was zu Störungen der Sexualfunktion beitragen kann. Die Häufigkeit einer solchen Komplikation nach einer endoskopischen TURP oder nach einem offen-chirurgischen Eingriff wird unterschiedlich angegeben – bis maximal etwa 10 % aller behandelten Männer soll ein solches Schicksal treffen.

Ursache von Erektionsstörungen sind aber auch vielfach psychische Belastungen oder etwa Depressionen nach einer Operation – psychische Einflüsse als Ursache von Erektionsstörungen sollte man nicht unterschätzen. Ob alternative Therapieverfahren wie hitzeerzeugende Operationen eine größere Sicherheit für die Erhaltung der Sexualfunktion anbieten können, ist derzeit noch nicht ausreichend untersucht. Darüber hinaus ist bislang unklar, ob Sexualfunktionsstörungen mit dem normalen Alterungsprozeß des Mannes zusammenhängen – oder ob nicht vielmehr der Störeinfluß gesellschaftlicher Tabus, z. B. gegenüber Sex im Alter, unterschätzt wird.

Die Mehrzahl der Männer, die sich Prostataeingriffen unterziehen, ist weit jenseits des 50. Lebensjahres.

Bleibt die Zeugungsfähigkeit nach einem operativen Prostataeingriff erhalten?

Die Zeugungsfähigkeit hat mit der Potenz, daß heißt, der Fähigkeit Erektionen zu bekommen, nichts zu tun. Da die Blasenhalsregion nach operativen Prostataeingriffen in der Regel erweitert bleibt, kommt es in der Mehrzahl der Fälle zur sogenannten retrograden Ejakulation: Der Samenerguß erfolgt auf Grund der fehlenden Abdichtung der Harnröhre gegenüber der Harnblase dann meist „nach rückwärts" in die Blase – die Samenflüssigkeit fließt dann vollständig oder teilweise in die Blase. Dies führt in der Regel zur Zeugungsunfähigkeit. Vor allem bei jüngeren Männern stellt diese Operationsfolge ein ernstes Problem dar. Aber wie gesagt sind Prostataoperationen im Normalfall ein Eingriff, der Männer im weit fortgeschrittenen Lebensalter betrifft. Sollte dennoch ein dringender Kinderwunsch der betroffenen Männer vorliegen, sollte man sich vom Urologen darüber beraten lassen, ob nicht vor dem Eingriff eine Samenspende, die in einer Samenbank aufbewahrt werden kann, sinnvoll ist.

Von einer retrograden Ejakulation spricht man, wenn die Samenflüssigkeit beim Samenerguß anstatt über die Harnröhre nach außen nach rückwärts in die Blase fließt.

Geduld und Ausdauer führen zum Therapieerfolg!

Je früher und konsequenter eine Therapie der gutartigen Prostatavergrößerung im Anfangsstadium durchgeführt wird, desto größer sind die Erfolgsaussichten der Behandlung, wobei sich das Risiko für einen späteren operativen Eingriff deutlich verringern kann. Bringen Sie genügend Geduld für die Behandlung auf!

Wie könnten Therapiepläne bei BPH aussehen?

Je nach Stadium der gutartigen Prostatavergrößerung stehen dem Mediziner verschiedene Therapiepläne zur Verfügung.

Die empfehlenswerten Therapiestrategien bei vorliegender gutartiger Prostatavergrößerung (BPH) orientieren sich in der Regel an den vorliegenden Beschwerden. Mit Hilfe des Prostata-Symptom-Scores (IPSS) kann man sich einen groben Überblick über den Schweregrad der BPH verschaffen.

BPH-Stadium I:

Das Anfangsstadium der gutartigen Prostatavergrößerung führt bei den betroffenen Männern zu leichteren Beschwerden beim Wasserlassen.

Eine Umstellung des Lebensstils (Ernährung, körperliche Bewegung) sowie eine verträgliche und nebenwirkungsarme Therapie mit pflanzlichen Prostatamitteln oder Alpha-Rezeptoren-Blockern ist dann empfehlenswert. Bleibt diese Behandlungsstrategie unzureichend wirksam, ist möglicherweise eine medikamentöse Langzeittherapie mit Finasterid sinnvoll, die zur Verkleinerung der Vorsteherdrüse beiträgt.

In jedem Fall sollten betroffene Männer genügend Geduld in die eigene Behandlung investieren – Therapieerfolge sind bei allen diesen Therapiemaßnahmen erst nach Monaten zu erwarten.

BPH-Stadium II:

Im Stadium mittelschwerer Prostatabeschwerden stehen Symptome durch Restharnbildung im Vordergrund.

Die derzeit beste und sicherste Therapiemaßnahme ist die endoskopische TURP, deren Erfolgsaussichten gut belegt sind. Bei einem erfahrenen Operateur ist das Operationsrisiko meist gering, es ist nur eine lokale Betäubung erforderlich, und Erektionsstörungen sind in der Regel nicht zu erwarten. Die retrograde Ejakulation, das heißt, die Ejakulation in die Harnröhre, ist jedoch eine häufige postoperative Begleiterscheinung der TURP. Patienten, die ein geringeres Risiko bei geringerer Wirksamkeit bevorzugen, können sich für schonendere Verfahren (Lasertherapie, Prostataschlitzung) entscheiden. Bei Bedarf oder Unwirksamkeit können die Eingriffe wiederholt oder mit einer TURP kombiniert werden.

BPH-Stadium III:

Zu massiven Problemen im BPH-Endstadium sollte es eigentlich auf Grund der schon länger bestehenden Beschwerden erst gar nicht kommen. Ist die Vorsteherdrüse jedoch sehr groß – beispielweise mit 100 Gramm etwa fünffach vergrößert –, kann eine offene operative Ausschälung der Prostata in Vollnarkose mit vorheriger Eigenblutspende erforderlich sein. Dies ist auf Grund der verbesserten Prostatadiagnostik heute nur noch selten nötig. In Spezialfällen kommen auch kostspielige Prostataimplantate in Frage.

Wenn die Patienten ihre Prostatabeschwerden ernst nehmen und versuchen, sie gleich bei den ersten Anzeichen in den Griff zu bekommen und gegebenenfalls einen Arzt aufzusuchen, dürfte es gar nicht erst zu einer BPH im Stadium III kommen.

Zu früh oder zu spät operiert?

Manche Patienten werden zu lange konservativ, etwa mit Arzneimitteln, behandelt und zu spät operiert – bei anderen Patienten wird hingegen zu früh operiert.

Versuchen Sie mit Hilfe Ihres Urologen Ihre Prostataerkrankung realistisch einzuschätzen und die richtigen Entscheidungen für sich zu treffen – das ist nicht immer einfach!

Wie verläuft ein Krankenhausaufenthalt?

In der Regel werden empfehlenswerte operative Eingriffe an der Prostata nicht ambulant in einer Arztpraxis, sondern stationär in einer Klinik durchgeführt.

Vor dem Eingriff:

Vor der geplanten Operation muß sichergestellt sein, daß keine Harnwegsinfektion vorliegt.

Nachdem Sie sich in die Klinik Ihrer Wahl begeben haben, sollten Sie sich vom Narkosearzt (Anästhesist) über die Anwendung und die Risiken der gewählten Betäubungsart sowie vom operierenden Urologen über die Vor- und Nachteile sowie möglichen Risiken des Operationsverfahrens informieren lassen.

Eine Harnwegsinfektion sollte nicht vorliegen. Darüber hinaus dürfen Sie nach dem Essen am Abend vor der Operation bis zur Operation nichts mehr essen.

Während des Eingriffs:

Bevor die Operation beginnt, bekommen Sie eine Nadel in die Armvene („venöser Zugang") gelegt. Die Operation selbst dauert etwa 30 bis 60 Minuten. Während der Operation werden bestimmte körperliche Funktionen (Blutdruck, Puls, Atmung) laufend kontrolliert.

Nach dem Eingriff:

In der Regel ist nach der Operation für ein bis drei Tage ein Blasenkatheter in der Harnröhre oder ein dünner Blasenkatheter durch die Bauchdecke erforderlich, über den der Harn abgeleitet wird.

Mißempfindungen im Wundgebiet der Prostata können noch einige Zeit lang vorliegen. Darüber hinaus können die Beschwerden einer Reizblase auftreten. Es gibt jedoch Arzneimittel, die solche Beschwerden lindern können. Kann die Blase restharnfrei entleert werden, wird auch der Bauchdecken-Katheter entfernt. Blut im Urin ist eine häufige, aber harmlose Begleiterscheinung bei Prostataoperationen. Reichliche Flüssigkeitsaufnahme hilft dabei, Restblut aus dem Operationsgebiet auszuspülen. Bei Lasereingriffen kommt es seltener zu Blutungen.

Blut im Urin ist nach einer Prostataoperation eine harmlose Begleiterscheinung.

Zu Hause:
Vier bis sechs Wochen lang nach dem Eingriff sollten Sie sich körperlich nicht übermäßig belasten und sportliche Aktivitäten vermeiden. Nach Lasereingriffen kann die Rekonvaleszenzphase zwei bis drei Monate dauern. Verzichten Sie während der Abheilungsphase auch auf sexuelle Aktivitäten. Sollten Fieber, Schüttelfrost, Blutungen oder zunehmende Beschwerden beim Wasserlassen auftreten, ist ein umgehender Besuch beim Urologen sinnvoll.

**Vorsorgeuntersuchungen
auch nach Prostataoperationen!**

Unabhängig von der Art des operativen Eingriffs sollten Sie weiterhin die Prostatakrebs-Vorsorgeuntersuchung in Anspruch nehmen. Kapselgewebe der Prostata verbleibt in jedem Fall im Körper – Prostatakrebs entwickelt sich bevorzugt in diesen Randbezirken der Vorsteherdrüse!

Wie kann Prostatakrebs behandelt werden?

Wenn Sie regelmäßig an den Vorsorgeuntersuchungen teilnehmen, sind die Chancen, Prostatakrebs bereits im Anfangsstadium zu erkennen, sehr hoch.

Der beste Schutz vor Prostatakrebs ist die regelmäßige Teilnahme an der Krebsvorsorgeuntersuchung für Männer. Wenn eine Prostatakrebserkrankung frühzeitig erkannt wird, können nach entsprechenden Diagnosemaßnahmen sinnvolle Entscheidungen über die Behandlung der Erkrankung getroffen werden, wobei häufig die Lebensqualität und ungestörte Sexualfunktion bewahrt und ein möglicherweise lebensbedrohliches Fortschreiten der Krebserkrankung vermieden werden kann.

Die Behandlung einer vorliegenden Prostatakrebserkrankung ist vom Stadium der Krebserkrankung und vom Grad der Aggressivität der Tumorzellen abhängig. Bei Prostatakrebs gibt es zahlreiche unterschiedliche Therapiemöglichkeiten: Operation, Strahlen-, Chemo-, Hormon- und Immuntherapien. Für jeden betroffenen Patienten muß ein individuell angepaßtes Therapiekonzept zusammengestellt werden.

Was bedeutet TNM und was ist die TNM-Klassifikation?

Entsprechend der Beurteilung, wie weit sich der Prostatatumor ausgebreitet hat (= T), ob Lymphknoten von der Krebserkrankung betroffen sind (= N) und ob bereits Tochtergeschwulste nachweisbar sind (= M), versuchen Mediziner den Schweregrad der Erkrankung beziehungsweise das Krankheitsstadium zu erfassen. Im Einzelfall erfolgt dann eine Klassifizierung der vorliegenden Prostatakrebserkrankung nach dem TNM-Schema, das beispielsweise folgendermaßen aussehen kann:

TNM-Klassifikation:
• T: Ausbreitung des Prostatatumors
• N: betroffene Lymphknoten
• M: Tochtergeschwulste nachweisbar

- T3 heißt, daß sich die Krebserkrankung bereits über die Prostatakapsel hinaus ausgebreitet hat.
- N1 heißt, daß bereits Lymphknoten befallen sind, diese jedoch nicht sehr stark vergrößert sind.

● M0 heißt, daß noch keine Tochtergeschwulste im Körper nachweisbar sind.

Stadieneinteilung der Prostatakrebserkrankung:

◆ T1 – Das Prostatakrebsgeschwulst liegt klein und lokal begrenzt am Rand der Drüse.
T1a – Weniger als 5 % des Prostatagewebes wurde entfernt.
T1b – Mehr als 5 % des Prostatagewebes wurde entfernt.
T1c – Der Tumor wurde mit Hilfe einer Feinnadel-Biopsie bestätigt.

◆ T2 – Das Prostatakrebsgeschwulst liegt noch innerhalb der Drüsenkapsel, ist jedoch so weit vergrößert, daß Beschwerden verursacht werden.
T2a – Die Hälfte eines Prostatalappens oder weniger ist befallen.
T2b – Mehr als die Hälfte eines Prostatalappens ist befallen.
T2c – Beide Prostatalappen sind befallen.

◆ T3 – Das Prostatakrebsgeschwulst hat sich über die Drüsenkapsel hinaus ausgebreitet und Gewebe der unmittelbaren Umgebung angegriffen.
T3a – Einseitige extrakapsuläre Ausbreitung.
T3b – Beidseitige extrakapsuläre Ausbreitung.
T3c – Tumorbefall der Samenbläschen.

◆ T4 – Die Prostata und Nachbarorgane sind von Krebswucherungen befallen, darüber hinaus sind Tochtergeschwülste (Metastasen [M+]) im Körper nachweisbar.
T4a – Tumorbefall des Blasenhalses und/oder äußeren Blasensphinkters und/oder des Enddarms (M+).
T4b – Tumorbefall der Beckenmuskulatur und/oder des Beckenbodens (M+).

Jede Prostatakrebserkrankung kann in verschiedene Stadien eingeteilt werden, die den jeweiligen Befund genau charakterisieren.

Muß jede Prostata- krebserkrankung operiert werden?

Diese Frage kann derzeit nicht abschließend beantwortet werden. Darüber hinaus wurde diese Frage auch heftig – und teilweise mit unsachlichen oder unzureichenden Vorinformationen oder Argumenten – in der Öffentlichkeit diskutiert. Diese Diskussionen führten mitunter zu ungünstigen Konsequenzen für die betroffenen Krebspatienten, da unbegründete Ängste und Fehlinformationen in manchen Fällen eine rechtzeitige und erfolgreiche Therapie verhindert haben.

Es gibt sicherlich Prostatakrebserkrankungen, die nicht operativ behandelt werden müssen. Dennoch sollte das Für und Wider immer genau abgewägt werden – auch im Sinne des Patienten.

- Die Medizin geht nach wie vor davon aus, daß die radikale Entfernung von Prostatakrebstumoren die größte Sicherheit gewährleistet.
- Es gibt Prostatakrebsformen, die auf eine Strahlenbehandlung oder auf hormonelle Therapiemaßnahmen gut ansprechen, so daß man überlegen kann, auf eine Operation zu verzichten.
- Insbesondere in den USA gibt es viele Mediziner, die bei manchen Prostatakrebsformen jede Therapiemaßnahme ablehnen und nur eine regelmäßige Überwachung der Krebserkrankung empfehlen – im Interesse einer Erhaltung der Lebensqualität der Betroffenen. Diese abwartende Vorgehensweise wird als „Wait and see" bezeichnet.

Welche Behandlung für den Patienten am besten ist, kann nur im Einzelfall auf der Grundlage vieler unterschiedlicher diagnostischer Informationen entschieden werden.

Abwarten als Therapie?

Eine Auswertung von Prostatakrebsstudien aus dem Jahr 1998 ergab, daß Abwarten bei Männern mit mäßig differenziertem, kleinvolumigem Prostatakarzinom und einer Lebenserwartung von weniger als 10 Jahren die beste Therapiestrategie ist.

Wie wird Prostata-krebs im Frühsta-dium behandelt?

Häufig wird eine Prostata-krebserkrankung nach der Untersuchung von Gewebe-material im Rahmen einer operativen Behandlung der gutartigen Prostatavergröße-rung (BPH) entdeckt – etwa bei 10 % bis 20 % der Pa-tienten ist dies der Fall. Bei solchen Zufallskarzinomen, die dem Krebsstadium T1 entsprechen, ist in der Regel keine sofortige Behandlung nötig. Abwarten und regel-mäßige Kontrollen der weiteren Entwicklung werden empfohlen. Nur in seltenen Fällen – etwa bei 2 % bis 5 % der Patienten mit Zufallskarzinom – kommt es zu einem erneuten Krebswachstum. In dieser Situation wer-den in der Regel eine weitere endoskopische TURP so-wie Gewebeentnahmen (Biopsien) an mehreren Stellen der Prostata durchgeführt, die dann feingeweblich unter-sucht werden. Werden im Rahmen der feingeweblichen Beurteilung noch Krebszellen nachgewiesen, ist eine Operation empfehlenswert, um einer weiteren Ausbrei-tung der Krebserkrankung vorzubeugen – man nimmt an, daß mehr als ein Drittel dieser Patienten von ei-ner sich weiter ausbreitenden Krebserkrankung bedroht ist.

Bei einem Zufallskar-zinom ist in der Regel keine sofortige Be-handlung notwendig.

Wie wird die radikale Prostatakrebsoperation durchgeführt?

Bei der chirurgischen Prostatakrebsoperation (radikale Prostatektomie) erfolgt der Zugang zur Vorsteherdrüse meist über einen Bauchschnitt, gelegentlich auch einen Dammschnitt. Im Gegensatz zur offenen BPH-Operation werden bei Prostatakrebs die gesamte Drüse einschließ-lich der Prostatakapsel, die Samenblasen und die Lymphknoten im Beckenbereich und im Unterbauch entfernt. Der medizinische Fachbegriff für diese Opera-tion ist Prostatovesikulektomie mit Lymphadenektomie

(Lymphknotenentfernung). Sind alle Gewebeteile herausgenommen, wird die Harnröhre anschließend wieder an den Blasenausgang angenäht. Es handelt sich bei dieser Operation um einen schwierigen Eingriff, der drei bis sechs Stunden dauern und mit großen Blutverlusten verbunden sein kann. Darüber hinaus muß nach der Operation zwei Wochen lang ein Blasenkatheter liegen, um die Nahtregion zu sichern. In zahlreichen Fällen verbessert eine solche aufwendige Operationsmaßnahme trotz aller Risiken die Überlebenschance der Betroffenen.

Welche Komplikationen und Risiken sind mit einer chirurgischen Prostatakrebsoperation verbunden?

Da Prostatakrebs eine Erkrankung des höheren Lebensalters ist und in diesem Alter andere chronische Erkrankungen (Zuckerkrankheit, Herz-Kreislauf-Erkrankungen) häufig vorliegen, kann die chirurgische Prostatakrebsoperation nicht immer gefahrlos durchgeführt werden beziehungsweise man muß ganz darauf verzichten. Insgesamt handelt es sich um einen großen Eingriff, der den Körper stark belastet, mit einer Vollnarkose und möglicherweise zahlreichen Bluttransfusionen verbunden ist und unterschiedlich häufig (in 25 % bis 90 % der Fälle) zur Impotenz führt. Weitere postoperative Komplikationen sind vor allem die Inkontinenz (1 % bis 20 % der Fälle) sowie Beschwerden durch Narbenbildung an der Nahtstelle und Enddarmverletzungen. Sowohl für die Impotenz als auch die Harninkontinenz stehen zwar heute zahlreiche unterschiedlich wirksame Therapiemöglichkeiten zur Verfügung, die Lebensqualität eines Betroffenen wird jedoch mit großer Wahrscheinlichkeit nach einem solchen Eingriff stark vermindert sein. Auch die postoperative Sterblichkeit ist im Zusammenhang mit dem höheren Lebensalter der Operierten erhöht.

Eine Prostatakrebsoperation birgt einige Risiken und Komplikationen. Das liegt aber vor allem auch an dem meist höheren Alter der Patienten, da sie oft noch andere Erkrankungen haben und ihr Immunsystem nicht mehr so stark wie das eines jungen Menschen ist.

82

Was ist von einer Elektroresektion zu halten?

Die transurethrale (über die Harnröhre) endoskopische Entfernung eines Prostatageschwulsts (TURP) wird am häufigsten bei gutartiger Prostatavergrößerung durchgeführt, da in der Regel die Zentralregion der Vorsteherdrüse betroffen ist. Prostatakrebs kommt jedoch bevorzugt im Rand- oder Kapselbereich der Prostata vor. Die Niederdruck-TURP ist jedoch ein weitaus schwierigerer Eingriff bei Prostatakrebs, den nur wenige Operateure beherrschen.

Vergleiche zeigten, daß die Therapieerfolge der Prostatakrebs-TURP mit der radikalen Prostatektomie ähnlich günstig sind. Der TURP-Eingriff ist jedoch geringer belastend, führt seltener zu unerwünschten Folgeerscheinungen wie Impotenz oder Harninkontinenz und kann bei einer größeren Zahl von Patienten durchgeführt werden. Zur Entfernung der Lymphknoten ist eine zusätzliche Operation erforderlich (Lymphadenektomie), die ebenfalls endoskopisch erfolgen kann. Der Behandlungserfolg oder weitere therapeutische Maßnahmen können durch eine Blutuntersuchung des prostataspezifischen Antigens (PSA) abgeschätzt werden. Die PSA-Untersuchung ist die wichtigste Maßnahme zur Beurteilung des weiteren Verlaufs der Erkrankung (Prognose).

Nur wenige Operateure beherrschen die Niederdruck-TURP bei Prostatakrebs.

Eigenblutspende vor der Operation!

Da bei einer Prostataoperation mit größeren Blutverlusten gerechnet werden muß, wird die Eigenblutspende vor geplanten Eingriffen dringend empfohlen. Risiken wie Unverträglichkeitsreaktionen, Hepatitis- oder HIV-Infektion können bei Fremdbluttransfusionen nicht vollständig ausgeschlossen werden.

Wie sieht die Strahlenbehandlung bei Prostatakrebs aus?

Die Strahlentherapie kommt entweder nach einer radikalen Prostataentfernung oder als alleinige Therapieform zur Behandlung von Prostatakrebs in Frage. Am sichersten ist aber immer noch die Entfernung der Vorsteherdrüse.

Eine Bestrahlung der von Krebs befallenen Prostata kann durch die Haut hindurch (perkutane Hochvolttherapie) oder als lokale „innere Bestrahlung" erfolgen und soll ein örtlich begrenztes Krebswachstum aufhalten oder den Tumor insgesamt abtöten. Die Strahlentherapie kann nach einer radikalen Prostataentfernung zusätzlich oder als ausschließliche Therapie durchgeführt werden – als sicherste Maßnahme bei Prostatakrebs gilt jedoch nach wie vor die Radikaloperation der Prostata!

Die Erfahrungen mit der Bestrahlungstherapie bei Prostatakrebs zeigen, daß etwa nach ein bis zwei Jahren mit dem vollen Behandlungserfolg gerechnet werden kann – Tochtergeschwulste (Metastasen) reagieren deutlich schneller auf die Strahlenwirkung. In der Regel sind zur Therapiekontrolle feingewebliche Untersuchungen nach Biopsien im viertel- beziehungsweise ganzjährlichen Intervall notwendig.

● **Die Bestrahlung der Vorsteherdrüse von außen** wird als perkutane Hochvolttherapie bezeichnet. Trotz ständig verbesserter Gerätetechnik und Zielgenauigkeit birgt die Strahlentherapie zahlreiche Risiken: Bei 13 % bis 40 % der Fälle kommt es zu Erektionsstörungen, bei bis zu 7 % der Fälle zur Harninkontinenz und bei bis zu 8 % der Fälle zu chronischen Harnblasen- oder Enddarmreizungen – die aber meist nur vorübergehend auftreten. Es kann aber auch zu bleibenden Beschwerden kommen.

● **Die Bestrahlung der Vorsteherdrüse von innen** wird als „Afterloading" oder interstitielle Strahlentherapie mit Seeds bezeichnet. In die befallene Vorsteherdrüse werden vom Damm aus mit einer Nadel kleinste Strahlungskörperchen (sogenannte „Seeds") eingebracht – häufig benutzt man Jod-125-Seeds. Diese Strahlungsteilchen sind dann direkt in der Drüse wirksam. Strahlenbedingte Nebenwirkungen und Komplikationen sollen bei dieser Strahlentherapie seltener vorkommen als bei äußerlicher Strahlenanwendung.

Als Afterloading wird eine Bestrahlungsmethode bezeichnet, bei der Sonden mit einer Strahlungsquelle vom Damm aus in die Vorsteherdrüse eingestochen werden und dort 10 bis 20 Minuten liegen bleiben, bevor sie wieder entfernt werden. In der Regel wird Iridium als Strahlungsquelle benutzt.

In jedem Fall sollte vor der Strahlenbehandlung weitgehend sicher gestellt sein, daß keine Krebstochtergeschwulste in Lymphknoten vorliegen – dies kann nur durch eine operative Entfernung der Lymphknoten erreicht werden.

Bei einer Strahlentherapie kann man darüber hinaus nie ganz sicher sein, daß auch wirklich alle Tumorzellen abgetötet wurden. Aus diesem Grund werden nach einer Strahlenbehandlung auch häufiger erneute Krebserkrankungen der Prostata beobachtet als nach einer radikalen Prostataentfernung.

Wird der Prostatakrebs ausschließlich mit Bestrahlung behandelt, kommt es häufiger zu einem erneuten Ausbruch der Krankheit als nach einer Entfernung der Prostata.

Strahlentherapie bei Prostatakrebs

Für Prostatakrebspatienten, die aus persönlichen oder religiösen Gründen eine Operation ablehnen, und für Patienten, die aus unterschiedlichen Gründen, etwa auf Grund hohen Alters, nicht operiert werden können, stellt die Strahlentherapie eine sinnvolle Therapiealternative dar.

Wie wird Prostata-krebs im Stadium T2 behandelt?

Wenn eine Prostatakrebs-erkrankung im fortgeschrittenen Stadium T2 festgestellt wird, befindet sich der Tumor zwar noch innerhalb der Prostatakapsel, ist jedoch so weit vergrößert, daß er bei der Fingeruntersuchung getastet werden kann und meist auch Beschwerden verursacht.

Bei Vorliegen eines Prostatakrebses im Stadium 2 wird der Patient vor der Operation darüber aufgeklärt, daß während des Eingriffes eventuell eine Hodenentfernung vorgenommen werden muß. Dies ist dann der Fall, wenn bereits Lymphknoten und Samenblasen befallen sind.

Ergibt auch die feingewebliche Untersuchung krebsartige Zellveränderungen, empfiehlt sich die chirurgische Radikaloperation der Prostata als sicherste Therapiemaßnahme. Die Entscheidung für eine Operation ist jedoch von einigen Faktoren abhängig:

- Eine Operation nach dem 84. Lebensjahr wird in der Regel nicht empfohlen, da Prostatakrebs in dieser Altersklasse nur sehr langsam wächst.
- Ist das Operationsrisiko auf Grund eines schlechten Allgemeinzustands oder beispielsweise wegen Herz-Kreislauf-Erkrankungen erhöht, wird meist eine Bestrahlungsbehandlung bevorzugt.

Zeigt sich während der Prostataoperation, daß bereits die Lymphknoten von Krebszellen befallen sind, werden im Operationsverlauf auch die Lymphknoten und die Samenblasen entfernt, wobei diese Patienten anschließend mit einer Hormonentzungstherapie weiter behandelt werden.

Dies kann für den Betroffenen bedeuten, daß schon vor der Prostataradikaloperation entweder eine chemische oder chirurgische Kastration erwogen werden muß – die chirurgische Hodenentfernung (Kastration) wird dann zusätzlich im Verlauf der Prostataoperation vorgenommen.

Über die Vor- und Nachteile beider Kastrationsverfahren sollten die Patienten von Ihrem behandelnden Arzt ausführlich informiert werden.

Wie wird Prostatakrebs im Stadium T3 bzw. T4 behandelt?

Bei weiter fortgeschrittenen Stadien der Prostatakrebserkrankung sind bei etwa der Hälfte der Betroffenen Krebszellen in Lymphknoten nachweisbar, wobei bei drei Viertel der Fälle damit gerechnet werden muß, daß innerhalb von fünf Jahren Tochtergeschwulste – meist im Knochensystem – auftreten werden.

Ob eine Radikaloperation der Prostata oder eine Bestrahlung sinnvoll ist, kann nur im Einzelfall beurteilt werden. Liegen jedoch bereits nachweisbare Tochtergeschwulste im Knochensystem oder der Lunge vor, kommt in der Regel nur eine Hormonentzugsbehandlung beziehungsweise Testosteronblockade in Frage.

Wie bei anderen Krebserkrankungen kann auch bei Prostatakrebs im fortgeschrittenen Stadium eine Chemotherapie durchgeführt werden. Bei der Chemotherapie werden giftige Substanzen (Zytostatika) eingesetzt, die Krebszellen abtöten – leider sind diese Substanzen auch für gesunde Körperzellen giftig, weshalb bei einer solchen Behandlung unangenehme und belastende Nebenwirkungen auftreten können, wie reversibler Haarausfall oder starke Übelkeit, Erbrechen und allgemeine Erschöpfungszustände.

Was ist unter einer Hormonblockade bei Prostatakrebs zu verstehen?

Das männliche Geschlechtshormon Testosteron fördert das Krebswachstum – sowohl das Krebswachstum im Frühstadium als auch in fortgeschrittenen Stadien, wenn Krebsgeschwulste in den Lymphknoten oder anderen Körperbereichen vorliegen. Etwa 95 % der gesamten Testosteronmenge im Körper wird im Hoden und etwa 5 % in der Nebennierenrinde gebildet. Die Nebennieren produzieren darüber hinaus Testosteronvorstufen, die in

Testosteron fördert das Wachstum von Gewebe – und damit auch das Wachstum von Krebsgeschwüren in allen Stadien. Daher wurden verschiedene Verfahren zur Blockierung dieses Hormons entwickelt.

Bei einer Hodenoperation wird das Hodengewebe entfernt. Diese Behandlung führt zu Impotenz, die nicht mehr rückgängig gemacht werden kann.

wirksames Testosteron umgewandelt werden können. Aus diesem Grund wurden verschiedene Verfahren zur Blockade der Testosteronaktivität im Körper entwickelt.

- Als wirksamste und sicherste, aber gleichzeitig auch radikalste Methode gilt die chirurgische Entfernung von Hodengewebe (Orchiektomie), das männliches Geschlechtshormon produziert.
- Als „chemische Kastration" bezeichnet man die Anwendung von Substanzen, die bestimmte „Gehirnhormone" blockieren und dadurch eine Testosteron-Produktion in den Hoden verhindern.
- Eine weitere Möglichkeit sind Wirkstoffe, die die Aufnahme von Testosteron in Prostatazellen blockieren – sogenannte Antiandrogene, zu denen auch das weibliche Geschlechtshormon Östrogen gehört.

Wenn eine Operation des Prostatakrebses nicht mehr möglich ist oder sich bereits Tochtergeschwulste (Metastasen) im Körper gebildet haben, kann mit der Testosteronblockade die weitere Ausbreitung der Krebserkrankung beziehungsweise die Ausbreitung der Metastasen verhindert werden.

In vielen Fällen gelingt mit dieser Behandlung eine Lebensverlängerung, die allerdings mit gewissen Einbußen an Lebensqualität verbunden sein kann.

Was geschieht bei einer Hodenoperation?

Die chirurgische Entfernung von Hodengewebe bei fortgeschrittenem Prostatakarzinom gilt als zuverlässigste Form der Testosteronblockade.

Nach Einschnitten rechts und links am Hodensack wird das Hodengewebe entfernt, wobei die Hodenhüllen belassen werden (subkapsuläre Orchiektomie). Der Eingriff kann auch unter lokaler Betäubung durchgeführt werden und führt in der Regel nicht zu unerwünschten Komplikationen.

Bei dieser Methode können Beschwerden auftreten, die Wechseljahresbeschwerden von Frauen entsprechen, etwa Hitzewallungen oder Depressionen.

Nach der Hodenentfernung kommt es innerhalb weniger Stunden zur Impotenz, die nicht mehr rückgängig gemacht werden kann. Diese „Kastration" kann bei Betroffenen zu einer schwerer psychischen Belastung führen, da die sexuelle Lustempfindung und die Erektionsfähigkeit verloren gehen. Als kosmetischer Ersatz können gelatineartige Kugeln in die Hodenhülle als Prothese (Hodenhülsen) eingesetzt werden, wobei das normale äußere Aussehen der Hoden erreicht wird – natürlich ohne hormonelle Funktion. Nach der Hodenentfernung muß das in der Nebenniere produzierte Testosteron zusätzlich mit Hilfe von Antiandrogenen blockiert werden.

Insgesamt erwies sich diese – radikale – Vorgehensweise als erfolgreiche Therapie in Bezug auf die Überlebenszeit der Prostatakrebspatienten und das Fortschreiten der Erkrankung.

Wie funktioniert die Hormonblockade mit LH-RH-Analoga?

Die sogenannte „chemische Kastration" wird mit synthetischen Substanzen durchgeführt, die dem natürlichen Hormon LH-RH nachempfunden sind, das in der Hirnanhangsdrüse (Hypophyse) die Produktion der Hormone LH und FSH bewirkt. LH-RH-Analoga blockieren die Produktion von LH und FSH. Dadurch ist auch die Produktion von Testosteron nicht mehr möglich. Nach einigen Wochen kommt es genau wie bei der chirurgischen Kastration zu Impotenz und Libidoverlust – allerdings können diese Kastrationsfolgeerscheinungen durch Absetzen der LH-RH-Analoga wieder rückgängig gemacht werden. Die Nebenwirkungen dieser Behandlung können darüber hinaus weniger stark ausgeprägt sein als bei Antiandrogenen. Patienten müssen die Therapie mit LH-RH-Analoga, die als Tabletten, Spritze oder Nasenspray-Anwendung verfügbar sind, regelmäßig durchführen – die Therapiekosten sind hoch. Mit der chemischen und chirurgischen Kastration können etwa gleichwertige Therapieerfolge erzielt werden.

LH-RH-Analoga und andere Hormone

◆ FSH = follikelstimulierendes Hormon; das in der Hypophyse gebildet wird und bei der Frau die Follikelreifung bzw. beim Mann die Spermienreifung und die Entwicklung der Hodenkanälchen stimuliert.

◆ LH = luteinisierendes Hormon; Botenstoff der Hirnanhangsdrüse, der in den Hoden die Produktion von Testosteron anregt.

◆ LH-RH = luteinisierendes Hormon Releasing Hormon ist ein Botenstoff des Zwischenhirns, der in der Hirnanhangsdrüse die Bildung des luteinisierenden Hormons bewirkt.

◆ LH-RH-Analoga sind Substanzen, die genau wie das LH-RH an die LH-RH-Bindungsstellen der Hirnanhangsdrüse passen und diese für das körpereigene LH-RH unempfindlich machen. Daraufhin geht die Bildung des LH in der Hirnanhangsdrüse vollständig zurück.

Wie funktioniert die Hormonblockade mit Antiandrogenen?

Antiandrogene sind Substanzen, die die Aufnahme von körpereigenem männlichem Geschlechtshormon (Testosteron) in Prostatazellen blockieren. Solche Mittel führen bei etwa einem Viertel der betroffenen Männer zu einer Schwellung der Brustdrüsen (Gynäkomastie). Diese Mittel werden entweder ausschließlich (Monotherapie) oder zur Ergänzung einer chemischen oder operativen Hormonentzugstherapie eingesetzt. Auch Östrogen, das weibliche Geschlechtshormon, kann die Produktion von Testosteron hemmen und zur Verkleinerung der Prostata beziehungsweise zur Verlangsamung des Tumorwachstums beitragen – auf Grund unerwünschter Nebeneffekte auf die Herz-Kreislauf-Funktion werden Östrogene derzeit seltener eingesetzt.

Antiandrogene sind Medikamente, die g e g e n die Androgene, die männlichen Geschlechtshormone (Testosteron), wirken, indem sie ihre Aufnahme in den Prostatazellen blockieren.

Wann ist eine Chemotherapie sinnvoll?

Im Vergleich zu operativen und hormonellen Therapie-verfahren spielt die Chemotherapie bei Prostatakrebs nur eine untergeordnete Rolle. Ein Versuch mit Zellgiften (Zytostatika) kommt in der Regel dann in Frage, wenn die Tumorzellen nicht mehr auf hormonaktive Substanzen, eine Hormonentzugstherapie, reagieren oder selbst eine Bestrahlungstherapie unwirksam ist.

Welche Kontrollen gibt es nach der Krebstherapie?

Im ersten und zweiten Jahr nach einer Krebstherapie werden im Abstand von drei Monaten eine klinische Untersuchung, Laboruntersuchungen einschließlich des PSA-Werts im Blut sowie Ultraschalluntersuchungen der Prostata, der Nieren und der Harnblase durchgeführt. Im dritten bis fünften Jahr nach einer Therapie erfolgen diese Untersuchungen alle sechs und ab dem fünften posttherapeutischen Jahr alle 12 Monate.

Eine Röntgen-Aufnahme der Lungen (Röntgen-Thorax) wird zusätzlich nach einem Jahr angefertigt.

Ein Knochenszintigramm zur Kontrolle möglicher Krebstumorabsiedelungen im Skelett ist nur dann sinnvoll, wenn der PSA-Wert größer oder gleich 20 Nanogramm pro Milliliter im Blut beträgt. Liegt der PSA-Wert über 30 Nanogramm pro Milliliter, ist eine CT- oder NMR-Untersuchung des Beckens angebracht.

Insgesamt ist die Chemotherapie bei Prostatakrebs weniger gut wirksam als bei anderen Krebsformen. Da Zytostatika auch für gesunde Körperzellen giftig sind, kommt es zu teilweise schweren Nebenwirkungen wie Haarausfall, Übelkeit, Schleimhautentzündungen, körperlicher Erschöpfung oder Blutbildveränderungen.

Nach jeder Prostatakrebsbehandlung sind regelmäßige Kontrolluntersuchungen des weiteren Verlaufs der Erkrankung beziehungsweise des Therapieerfolgs sinnvoll – gleiches gilt auch für andere Krebserkrankungen.

Alarmsignal PSA

Wird bei Patienten *nach einer radikalen Prostataentfernung* ein PSA-Wert festgestellt, der größer als 0 Nanogramm pro Milliliter ist, sind eine CT- beziehungsweise NMR-Untersuchung des Beckens und ein Knochenszintigramm zur Kontrolle notwendig.

91

Mit welchen Folge-erscheinungen muß man rechnen?

Folgeerscheinungen
einer Prostatakrebs-
therapie:
• Harnwegs-
infektionen
• Zeugungs-
unfähigkeit
• Erektionsschwäche
• Libidoverlust
• Inkontinenz
• Enddarm-
verletzungen
• Tumorschmerzen
• psychische
Beschwerden wie
Depression, An-
triebsschwäche

Eine Prostatakrebstherapie führt häufig zu Folgeerscheinungen, die den Lebensstil und die Lebensqualität der betroffenen Männer deutlich verändern oder auch schwer belasten können. Die wichtigsten Folgeerscheinungen, die allerdings in unterschiedlicher Häufigkeit entsprechend dem benutzten Therapieverfahren vorkommen können, sind Harnwegsinfektionen, Zeugungsunfähigkeit, Erektionsschwäche (Impotenz), Verlust des sexuellen Verlangens (Libidoverlust), unwillkürlicher Harnabgang (Inkontinenz), Enddarmverletzungen, Tumorschmerzen und zahlreiche meist länger bestehende psychische Beschwerden (Depression, Antriebsschwäche). Da Prostatakrebs eine lebensbedrohliche Erkrankung ist, müssen solche therapiebedingten Späteffekte häufig in Kauf genommen werden. Allerdings stehen für die meisten therapiebedingten Folgeerscheinungen wirksame Behandlungsmöglichkeiten zur Verfügung.

Wie kann Impotenz behandelt werden?

Impotenz ist die Unfähigkeit, eine für Geschlechtsverkehr ausreichende Gliedversteifung (Erektion) zu erreichen beziehungsweise zu erhalten. Es muß jedoch betont werden, daß Potenz, die männliche Fähigkeit erfolgreichen Geschlechtsverkehr auszuüben und zum Orgasmus mit Ejakulation zu kommen, auf einem komplizierten noch nicht vollständig geklärten körperlich-psychischen Wechselspiel beruht. Darüber hinaus ist nicht zu erwarten, daß bei schon vorbestehenden Erektionsstörungen eine postoperativ wesentlich andere Situation vorliegen wird. Erektionsstörungen können als Folge einer radikalen Prostataentfernung (Prostatektomie) nicht ausgeschlossen werden, da das gesamte Krebsgeschwulst entfernt werden muß und operationsbedingt für die Erektion wichtig Nerven geschädigt werden können. Erektionsschwäche und der Verlust des sexuellen Verlangens (Libidoverlust) sind gewöhnlich Folgen der chirurgischen Hodenentfernung, der Therapie mit LH-RH-Analoga und einer Antiandrogenbehandlung. Auch eine Bestrahlungsbehandlung kann zur Impotenz führen. Wird die Produktion des männlichen Geschlechtshormons blockiert, verursacht dies in der Regel auch ein Erlöschen der männlichen Sexualfunktion – ein massiv belastendes Ereignis für jeden betroffenen Mann. Immerhin stehen derzeit zahlreiche wirksame Therapiemöglichkeiten gegen Impotenz zur Verfügung.

● Eine erfolgreiche Möglichkeit bei Impotenz dennoch Geschlechtsverkehr haben zu können, ist die Einpflanzung (Implantation) von Penisprothesen. Es gibt aufblasbare Prothesen (Penispumpen), biegsame und teilbiegsame (semirigide) Penisprothesen. Ein Vorteil der aufblasbaren Penisprothesen ist die nach Bedarf herstellbare Erektion, wohingegen bei den anderen Prothesenmodellen eine Dauersteife des Penis vorliegt. Biegsame und teilbiegsame Prothesen können leicht eingesetzt werden, sind preisgünstiger als Penispumpen und geringer komplikationsbelastet.

● Mit sogenannten Vakuum-Erektionshilfen kann gleichfalls eine ausreichende Gliedversteifung erreicht werden. Dieses Hilfsmittel wird wie ein Kondom über den Penis gestülpt, dann wird mittels einer Pumpe ein Vakuum in diesem Zylinder erzeugt, wobei sich der Penis durch den entstehenden Unterdruck aufrichtet. Ein über den Penisschaft gezogener Ring verhindert ein Nachlassen der Erektion. Nach dem Geschlechtsverkehr (spätestens nach einer halben Stunde) wird der Ring vom Penis gezogen und die Erektion läßt nach.

● Eine wirksame Erektion kann auch durch Selbsteinspritzung gefäßaktiver Substanzen (Papaverin, Phento-

Vakuum-Erektionshilfen sind besonders bei älteren Männern ein beliebtes Hilfsmittel bei Erektionsstörungen.

Bei der SKAT-Methode lernt der Patient, sich selbst eine vasoaktive Substanz in den Penis zu injizieren, wodurch eine Erektion erzielt wird. Der Arzt wird vorher untersuchen, ob der Patient auf dieses Mittel reagiert. Ist dies der Fall, lernen die Patienten die Handhabung in einer Schulung.

lamin und Prostaglandin) in den Penis vor dem geplanten Geschlechtsverkehr erreicht werden – man nennt dies SKAT-Behandlung. Der Penis bleibt durch eine solche Maßnahme längere Zeit steif. SKAT sollte nur zweimal wöchentlich benutzt und nicht überdosiert werden. Es besteht auch das Risiko gefährlicher Dauererektionen (Priapismus) und möglicher unerwünschter Spätfolgen.

● Für Prostatakrebspatienten mit Erektionsstörungen können möglicherweise auch spezielle, die Penisdurchblutung anregende Arzneimittel zur oralen Einnahme sinnvoll eingesetzt werden. Hierzu gehört vor allem Sildenafil, das unter dem Namen Viagra® zum erfolgreichsten Arzneimittel aller Zeiten wurde – aber auch neue Substanzen zur Behandlung von Erektionsstörungen wie Apomorphin werden demnächst zur Verfügung stehen.

● Pflanzliche Potenzmittel wie Yohimbin oder roter Ginseng weisen gegenüber synthetischen Substanzen eine weitaus bessere Verträglichkeit auf. Darüber hinaus stimulieren sie zwar die Durchblutung der Geschlechtsorgane in geringerem Umfang als die che-

---

Liebe, Lust und Potenzmittel

Jede Störung des komplizierten Netzwerkes der männlichen Sexualität ist für den Mann ein einschneidendes, meist lebensveränderndes Ereignis. Man sollte bei der Entscheidung für ein Potenzmittel jedoch nicht vergessen, daß mit Ausnahme pflanzlicher Mittel die Libido durch Impotenz-Therapien nicht beeinflußt wird – die Libido ist aber wichtiger Bestandteil jeder sexuellen Aktivität. Bestehende Ehe- oder Partnerschaftsprobleme können durch Potenzmittel in der Regel nicht verändert werden.

mischen Substanzen, fördern jedoch das sexuelle Empfinden beziehungsweise die sexuelle Lust (Libido).

- Auch Psychotherapien können in vielen Fällen einen wichtigen und oftmals erfolgreichen Beitrag zur Behandlung von Erektionsstörungen leisten.

Welche Maßnahmen sind bei Harninkontinenz wirksam?

Nach Prostatakrebsoperationen und Bestrahlungen sowie nach Operationen auf Grund einer gutartigen Prostatavergrößerung kann es zu unwillkürlichem Harnabgang (Harninkontinenz) kommen, der nur vorübergehend, aber auch dauerhaft auftritt. Von fünf möglichen Inkontinenzformen kommt es nach operativen Eingriffen an der Prostata am häufigsten zur Belastungs- oder Streßinkontinenz, das heißt unfreiwilligem Harnabgang unter körperlicher Belastung wie Husten, Pressen oder beim Tragen schwerer Lasten. Für diese Inkontinenzform stehen wirksame Therapiemöglichkeiten zur Verfügung.

Inkontinenz ist ein ernstes Problem für den einzelnen Betroffenen. Man kann sie aber mittlerweile durch verschiedene Hilfsmittel und auch gezieltes Training gut in den Griff bekommen.

Bei leichter Inkontinenz helfen möglicherweise Vorlagen, die den abgehenden Urin auffangen. Es besteht jedoch immer ein gewisses Risiko für Hautreizungen, allergische Hautreaktionen und Harnwegsinfektionen. Eine Inkontinenztherapie, die die Blasenfunktion selbst verbessert, ist in der Regel sinnvoller.

Eine der wirksamsten Therapieformen der Streßinkontinenz ist die Beckenbodengymnastik. Der Patient stärkt durch willkürliches Muskelanspannungstraining die Beckenbodenmuskulatur und die Funktion des äußeren Schließmuskels. Bei korrekter Ausführung des Beckenbodentrainings wird die Schließmuskulatur bewußt angespannt, ohne daß auch die Muskulatur der Bauchdecke angespannt wird und der Druck im Bauchraum erhöht wird. Betroffene sollten sich von Physiotherapeu-

Patienten, bei denen das Beckenbodenmuskeltraining auch nach einem Jahr keinen Erfolg gebracht hat, sollten Ihren Arzt zu einem künstlichen Schließmuskel befragen.

ten mit dieser wirksamen Therapieform vertraut machen lassen.

Mit Hilfe niedrigfrequenter Stromstöße (Elektrostimulation) kann die Beckenbodenmuskulatur zur Arbeit angeregt werden. Diese Therapie, auch in Verbindung mit Beckenbodentraining, ist gelegentlich bei Inkontinenz erfolgreich.

Bleibt die Inkontinenz trotz Beckenbodenmuskeltraining länger als 12 bis 16 Monate bestehen, sollte darüber nachgedacht werden, ob nicht ein künstlicher Schließmuskel die bessere Lösung ist. Diese implantierbare Apparatur umfaßt eine kleine hydraulische Pumpe, eine Manschette zum Harnröhrenverschluß und einen druckregulierenden Ballon. Zunächst hält Wasser in der Manschette durch Druck die Harnröhre verschlossen. Wenn ein kleiner durch die Haut tastbarer Bedienungsknopf gedrückt wird, wird das Wasser aus der Manschette in den Ballon gepumpt und der Harn kann abfließen. Anschließend fließt das Wasser wieder zurück in die Manschette und dichtet die Harnröhre ab. Kommt es zur Wundinfektion, muß die Apparatur jedoch wieder entfernt werden.

Kommt der künstliche Harnschließmuskel nicht in Frage, kann die totale Harninkontinenz mit einem Kondomurinal versorgt werden, das den Harn in einem Behälter sammelt, der an einem Bein kaum sichtbar befestigt werden kann. Kondomurinale können bis zu 48 Stunden lang getragen werden.

Wie können Tumorschmerzen behandelt werden?

Bei weit fortgeschrittenen Prostatakrebserkrankungen, die nicht mehr therapeutisch beeinflußt werden können, bleibt als letztes Mittel, das die Medizin zur Verfügung stellen kann, häufig nur eine wirksame Schmerztherapie. Entzündungsähnliche Stoffwechselvorgänge in der Umgebung eines Krebsgeschwulstes können typische und hartnäckige Tumorschmerzen erzeugen. Man nimmt an, daß Stoffwechselprodukte aus dieser Region das Schmerzwahrnehmungssystem des Körpers durch Impulse, die über das Rückenmark zum Gehirn geleitet werden, aktivieren. Zusätzlich werden die Beschwerden häufig durch psychische Störeffekte verschlimmert – chronischer Tumorschmerz kann dann von Depression, Hoffnungslosigkeit, Antriebsschwäche und Schlafstörungen begleitet sein. Solche schweren Befindlichkeitsstörungen sind am besten mit einer kombinierten Schmerzmittel- und Psychotherapie beherrschbar.

Nach den Empfehlungen der Weltgesundheitsbehörde (WHO) umfaßt die Tumorschmerz-Therapie drei Stufen mit unterschiedlich starken Schmerzmitteln (Analgetika). Besonders wichtig ist die regelmäßige Anwendung der Schmerzmittel in einer der Schmerzintensität angemessenen Dosierung und unter Beachtung der jeweiligen Risiken und Nebenwirkungen. Selbst eine Behandlung mit starken Schmerzmitteln oder auch Psychopharmaka kann vom Hausarzt durchgeführt und kontrolliert werden. Die Arzneimittel sollten jedoch so eingesetzt und dosiert werden, daß der Krebspatient eine vernünftige Lebensqualität erwarten kann – und nicht nur den ganzen Tag apathisch vor sich hindämmert. Zu den wirksamsten Analgetika zählen Morphine (Opiate), die heute mit verzögerter Freisetzung des Wirkstoffes und geringem Suchtpotential zur Verfügung stehen.

Gelegentlich scheuen sich Ärzte immer noch – auf Grund strenger Verordnungsvorschriften – Morphine einzusetzen. Einem Patienten mit Tumorschmerzen sollte diese fortschrittliche Schmerztherapie jedoch keinesfalls vorenthalten werden.

97

Wo findet ein betroffener Mann Beratung und Hilfe?

Die beste Hilfe für einen Mann mit Prostatakrebs ist das Vertrauen, die Liebe, die Solidarität und die Unterstützung durch einen Partner oder eine Partnerin. Voraussetzung ist in jedem Fall ein kontinuierliches offenes und ehrliches Gespräch des Betroffenen über seine Krebserkrankung und alle Fragen und Probleme, die damit in Verbindung stehen. Man sollte sich keinesfalls scheuen, auch Bereiche, die die Intimität, Sexualität und das sexuelle Selbstverständnis des betroffenen Mannes berühren, mit dem Partner zu besprechen. Tabuisierung und falsch verstandene Scham verhindern häufig sachgemäße und sinnvolle Information, führen gelegentlich zu falschen oder sinnlosen Behandlungen und drängen darüber hinaus Betroffene häufig ins gesellschaftliche Abseits – Krankheit und Tod sind die am stärksten verdrängten Themen unserer auf Jugendlichkeit um jeden Preis ausgerichteten Zeit, wo bereits Dreißigjährige Gefahr laufen, als Rentner eingestuft zu werden.

Um so wichtiger sollte die Bemühung betroffener Krebspatienten sein, ein solches Schicksal nicht klaglos hinzunehmen. Ein positives Beispiel bieten uns in dieser Beziehung die US-Amerikaner, die geradezu eine besondere Vorliebe für – manchmal übertrieben effektvoll inszenierte – Offenheit und öffentliche Selbstdarstellung haben. Beratung und Hilfe sollten außer im Bereich der persönlichen Beziehungen auch in anderen Bereichen möglich sein.

- Suchen Sie sich einen urologisch erfahrenen Arzt Ihres Vertrauens. Wenn Sie sich von Ihrem Arzt nicht verstanden fühlen, wechseln Sie ihn. Stehen Sie Diagnosen durchaus kritisch gegenüber: Diagnose und Therapie müssen immer auf den Einzelfall individuell abgestimmt sein. Mißtrauen Sie Heilversprechen und lautstarken Erfolgsmeldungen. Lassen Sie Diagnosen und Befunde von einem weiteren Arzt prüfen – ein qualitätsbewußter Arzt wird dagegen kaum etwas einwenden können.

- Informieren Sie sich über Ihre Erkrankung und mögliche Therapien. Es gibt heute zahlreiche auch für medizinische Laien gut verständliche Bücher zum Thema. Sie vermeiden dadurch, daß etwa unsinnige, unangemessene oder belastende Behandlungen allzu schnell bei Ihnen durchgeführt werden – und Sie wissen besser über Risiken und mögliche Nebenwirkungen bestimmter Therapien Bescheid.
- Treffen Sie keine schnellen Entscheidungen. Gerade bei Prostatakrebs, der sich sehr langsam entwickelt, werden Sie in der Regel genügend Zeit haben, sich über die für Sie in Frage kommenden Möglicheiten zu orientieren.
- Nehmen Sie Kontakt zu Selbsthilfegruppen und anderen Betroffenen auf. Suchen Sie den Erfahrungsaustausch. Benutzen Sie – wenn möglich – die neuen Informationstechnologien, etwa das Internet. Prostatakrebspatienten gibt es in fast allen Ländern der Erde, vor allem jedoch in den westlichen Industriestaaten.

Im letzten Kapitel dieses Buches haben wir Ihnen einige Adressen aufgelistet, an die Sie sich wenden können.

Das Internet erlaubt einen Informationsaustausch mit anderen Betroffenen in aller Welt und ermöglicht die schnelle Wissensvermittlung über neue Therapien oder Therapiefortschritte und die Erfahrungen, die Betroffene damit gemacht haben.

Internet-Information für Prostatakrebs-Patienten

Das Internet bietet eine gute Möglichkeit vor allem für Prostatakrebs-Patienten, Kontakt mit anderen Betroffenen weltweit aufzunehmen sowie aktuelle Informationen über Diagnose und Therapie zu erhalten. Wenn Sie keinen Zugang zum Internet haben, fragen Sie in Ihrem Bekanntenkreis nach einer Internet-Zugangsmöglichkeit. Sie werden sicher jemanden finden, der Ihnen behilflich ist.

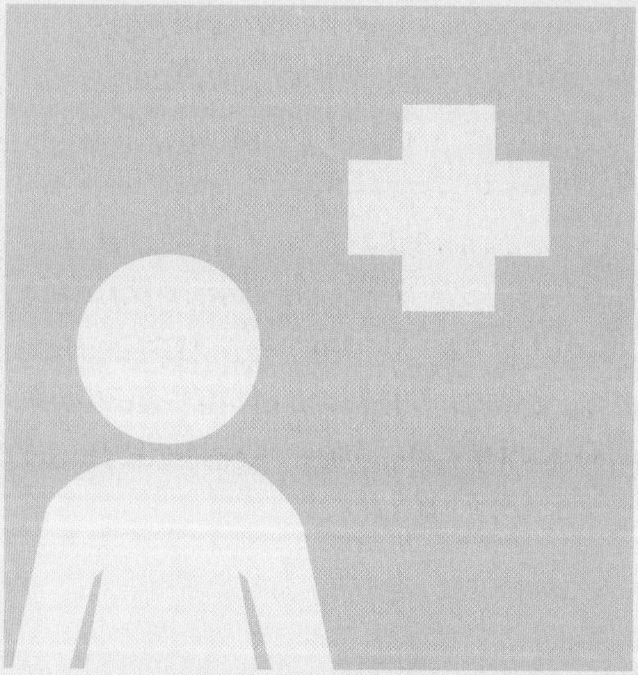

Was kann ich selbst tun?

Prostataerkrankungen sind ein gutes Beispiel dafür, daß wissenschaftliche und medizinische Fortschritte zum Wohl betroffener Patienten eingesetzt werden können. Darüber hinaus gibt es nach heutigem Wissensstand zahlreiche Möglichkeiten für Männer, entweder einer Prostataerkrankung vorzubeugen oder bei bereits bestehender Prostataerkrankung den Krankheitsverlauf günstig zu beeinflussen.

Welche Selbsthilfemöglichkeiten gibt es?

Folgende Selbsthilfemöglichkeiten können sinnvoll zur Vorbeugung oder zur Therapie von bereits bestehenden Prostataerkrankungen eingesetzt werden:

- Kostenlose Krebsvorsorgeuntersuchungen
- Veränderungen des Lebensstils oder schädlicher Lebensgewohnheiten
- Sinnvolle Maßnahmen zur ausgewogenen und vollwertigen Ernährung/Nahrungsergänzungsmittel
- Sinnvolle innerliche und äußerliche Anwendung von Wasser
- Physikalische Maßnahmen, die Prostatabeschwerden lindern
- Regelmäßige körperliche Bewegung
- Selbsthilfemöglichkeiten bei Harninkontinenz
- Selbsthilfemöglichkeiten bei Störungen der Sexualfunktion
- Erfahrungsaustausch mit anderen Betroffenen

Männer sollten vor allem die wissenschaftlich abgesicherte Erkenntnis berücksichtigen, daß eine Prostataerkrankung durch die in westlichen Industriestaaten übliche Lebensweise begünstigt wird. Die zweite wichtige Botschaft für Männer ist die Tatsache, daß Umfang oder Art der sexuellen Aktivität mit größter Wahrscheinlichkeit für Prostataerkrankungen keine Rolle spielen.

Es gibt keine wissenschaftlich abgesicherten Hinweise darauf, daß der Umfang und die Art sexueller Aktivität das Risiko für gut- oder bösartige Prostataveränderungen bei Männern beeinflussen.

Die wichtigste Frage: Sex oder kein Sex?

- ◆ Erhöht sich das Risiko für eine gutartige oder bösartige Prostatavergrößerung, wenn man viel oder zu viel Sex hat? – Nein!
- ◆ Erhöht sich das Risiko für eine gutartige oder bösartige Prostatavergrößerung, wenn man wenig oder keinen Sex hat? – Nein!

Ab wann sind Vorsorgeuntersuchungen sinnvoll?

Kostenlose Krebsvorsorgeuntersuchungen sind für Männer ab dem 45. Lebensjahr empfehlenswert. Wenn Sie größere Sicherheit darüber haben wollen, ob möglicherweise eine vergrößerte Prostata vorliegt, sollten Sie diese Vorbeugungsmaßnahme nutzen. Die Krebsvorsorgeuntersuchung der Prostata ist die wirksamste Möglichkeit, eine Prostatakrebserkrankung bereits in einem frühen Stadium zu erfassen. Mehr als ein Drittel der in Frage kommenden Männer nehmen dieses Angebot jedoch nicht in Anspruch – im Gegensatz zu Frauen, die die Krebsvorsorgeuntersuchung deutlich häufiger und regelmäßiger nutzen. Dies hat dazu geführt, daß ein Großteil der Prostatakrebserkrankungen erstmals in einem fortgeschritteneren Stadium entdeckt wird – dazu sollten Sie es nicht kommen lassen. Die Vorsorgeuntersuchung selbst ist völlig harmlos: Am wichtigsten ist die Fingeruntersuchung, bei der der Arzt mit dem Finger die Größe der Prostata, möglicherweise knotiges Prostatagewebe sowie eventuell vorliegende Hämorrhoiden, Afterschleimhauteinrisse (Fissuren) oder verdächtige Geweberänderungen im Enddarm zu beurteilen versucht.

Je früher eine Prostatakrebserkrankung entdeckt wird, desto besser sind die Therapie- und Heilungschancen! – Nutzen Sie die kostenlose Krebsvorsorgeuntersuchung!

Wenn bei der Fingeruntersuchung im Enddarm verdächtige Veränderungen an der Prostata festgestellt werden, können diese mit weiteren wenig belastenden Untersuchungen genauer überprüft werden.

Gute Gründe, die Prostatakrebs-Vorsorgeuntersuchung zu nutzen:

◆ Ca. 20 000 bis 25 000 Männer erkranken pro Jahr erstmals an Prostatakrebs.
◆ Etwa 140 000 Männer, die früher einen Prostatakrebs hatten, befinden sich in der Krebsnachsorge.
◆ Im Jahr 1995 starben etwa 12 000 Männer in Deutschland an Prostatakrebs.
◆ Prostatakrebs ist die häufigste bösartige Erkrankung bei Männern, die 50 Jahre alt oder älter sind.

Welche Lebensgewohnheiten sind ungünstig für die Prostata?

Schlecht für die Prostata:
- falsche, einseitige Ernährung
- Bewegungsmangel
- Streß
- fehlende Entspannung
- Rauchen
- übermäßiger Alkoholkonsum

Der Lebensstil der Menschen in westlichen Industrienationen gilt einerseits als fortschrittlich und vor allem für Zivilisationen der dritten Welt als erstrebenswert, andererseits hat sich gezeigt, daß einseitige Ernährung, Genußgifte und Bewegungsarmut eine Bevölkerung sehr krankheitsanfällig machen können. Zu den Hauptfeinden der allgemeinen Gesundheit und der Gesundheit der Prostata im Besonderen gehören Streß, Alkohol und Rauchen, wenn sie im Übermaß Bestandteil der Lebensgewohnheiten sind.

- Die gewohnheitsmäßige körperliche und psychische Streßbelastung macht anfällig für viele Krankheiten und schwächt das Immunsystem – manche Experten nehmen sogar an, daß übermäßiger Streß eine Mitursache von Krebserkrankungen ist. Insbesondere die Prostatopathie wird auf zu viel Streß zurückgeführt. Es gibt jedoch zahlreiche Möglichkeiten, Streß abzubauen. Hierzu gehören Entspannungstechniken wie autogenes Training, Yoga oder einfache Atementspannungsmethoden. In jedem Fall sollte man versuchen, ein ausgewogenes Verhältnis von körperlich-psychischer Anspannung und Entspannung im alltäglichen Lebensablauf zu erreichen.

- Eines der gefährlichsten – gesellschaftlich sogar akzeptierten! – Genußgifte ist Alkohol. Übermäßiger Konsum alkoholischer Getränke – insbesondere Hochprozentiges – schädigt zahlreiche Organe, vor allem die Leber und das Gehirn, und beeinflußt auch die Funktion der Prostata ungünstig. Exzessiver Alkoholgenuß schadet der Prostata oder verschlechtert bereits bestehende Prostataerkrankungen. Darüber hinaus kann Alkohol auch Potenz- beziehungsweise Erektionsstörungen verursachen.

Vermeiden Sie gewohnheitsmäßigen Alkoholkonsum!

- Die Schädlichkeit des Rauchens ist mittlerweile allgemein bekannt. Rauchen fördert die Entstehung zahlreicher Erkrankungen – insbesondere Krebserkrankungen der Lungen, der Harnblase und auch der Prostata. Raucher sind meist anfälliger für Krankheiten, und ihre Lebenserwartung ist gegenüber Nichtrauchern verkürzt. Am besten ist es, Sie geben das Rauchen möglichst bald auf.

Rauchen und Prostata

- ◆ Die wissenschaftliche Medizin geht davon aus, daß durch Rauchen das Prostatakrebsrisiko erhöht wird.
- ◆ Bisherige Forschungsergebnisse weisen nicht darauf hin, daß Rauchen zu einer Vergrößerung der Vorsteherdrüse beiträgt.
- ◆ Eine Studie aus dem Jahr 1997 ergab, daß Raucher im Vergleich zu Nichtrauchern kleinere Vorsteherdrüsen hatten – man nimmt an, daß Rauchen die Hormonspiegel im Drüsengewebe beeinflußt.

Welche Rolle spielt körperliche Bewegung für die Gesundheit der Prostata?

Bewegungsarmut ist eine der Hauptursachen für zahlreiche, meist chronische Erkrankungen. Viele wissenschaftliche Studien der letzten Jahrzehnte ergaben deutliche Vorteile für die Gesundheit und Lebensqualität für Menschen, die sich ausreichend und regelmäßig körperlich bewegten. Die größere Mobilität des modernen Menschen durch Verkehrsmittel wie Autos, Schienenfahrzeuge und Flugzeuge führte paradoxerweise zu größerer individueller Bewegungsarmut, die durch die stetig steigende Zahl sitzender Berufe noch weiter verstärkt wurde. Bewegungsarmut macht den Körper insgesamt krankheitsanfälliger und begünstigt Prostataerkrankun-

Folgendes Verhalten sollten Sie im Interesse Ihrer Prostata vermeiden:

- **Häufiges und langes ununterbrochenes Autofahren**
- **Langes ununterbrochenes Sitzen im Büro**
- **Sitzen mit schlechter Körperhaltung**

105

Regelmäßige sportliche Bewegung hilft nicht nur, Prostataerkrankungen vorzubeugen. Auch anderen Krankheiten wie Herz-Kreislauf-Erkrankungen und Übergewicht können Sie damit zu Leibe rücken.

gen. Wenn der Körper zu wenig bewegt wird – und das gilt insbesondere für Männer im höheren Lebensalter – verschlechtert sich die Durchblutung, und das Risiko für zahlreiche Beschwerden oder Erkrankungen nimmt zu. Durch regelmäßige körperliche Bewegung kann Prostataerkrankungen wirksam vorgebeugt werden, da vor allem die Durchblutung der Vorsteherdrüse verbessert und Verstopfung vermieden wird, die die Prostata ebenfalls ungünstig beeinflußt.

Empfehlenswert für die Gesundheit des ganzen Körpers und insbesondere der Prostata sind folgende Maßnahmen:

- Suchen Sie sich eine Sportart – keinen Hochleistungssport! –, die Ihnen Spaß macht, und trainieren Sie regelmäßig. Empfehlenswerte Sportarten sind Joggen, Schwimmen oder Gymnastik.
- Melden Sie sich in einem Fitneßstudio an und trainieren Sie regelmäßig.
- Gehen Sie jeden Tag eine Stunde spazieren.
- Benutzen Sie grundsätzlich nur Treppen – keine Lifts.
- Gehen Sie häufiger zu Fuß, wenn Sie Erledigungen oder Einkäufe machen – lassen Sie Ihren Wagen so oft wie möglich stehen.
- Wenn Sie untrainiert sind, sollten Sie versuchen, sich regelmäßig mindestens dreimal pro Woche eine Stunde lang körperlich zu bewegen.

Feindliche Fahrradsättel!

Langes regelmäßiges Fahrradfahren kann sich problematisch auf die Prostata auswirken: Die Druckbelastung der Prostata, insbesondere durch Rennradsättel, kann Prostataentzündungen, Prostatopathien und eine gutartige Prostatavergrößerung begünstigen.

Welche Ernährung kann Prostataerkrankungen vorbeugen?

Zahlreiche Erkrankungen, die auch Prostataerkrankungen einschließen, können durch die regelmäßige Beachtung bestimmter Ernährungsempfehlungen günstig beeinflußt werden. Obwohl Ernährungseffekte in Bezug auf die Vorsteherdrüse wissenschaftlich nicht zweifelsfrei geklärt sind, geht man doch davon aus, daß bestimmte Nahrungsmittel für die Gesundheit der Prostata von Vorteil sind. Wie große wissenschaftliche Studien gezeigt haben, treten bei asiatischen Männern, die nachweisbar kaum Prostataprobleme haben, nach der Einwanderung in westliche Industriestaaten bei Übernahme der dortigen Ernährungsgewohnheiten langfristig Prostataprobleme mit der gleichen Häufigkeit auf wie bei der einheimischen Bevölkerung.

Viele Nahrungsmittel wie Obst, Gemüse, Soja- und Vollkornprodukte können vorbeugend gegen Prostataerkrankungen wirksam sein, wenn sie regelmäßig konsumiert werden. Dies liegt daran, daß diese Nahrungsmittel Vitamine, Mineralstoffe, Carotinoide, Flavonoide und vor allem schwach wirksame pflanzliche Östrogene (Phytoöstrogene) enthalten, die andere (stärkere) Hormonwirkungen auf die Prostata blockieren können. Für eine gesunde Prostata können folgende Ernährungsempfehlungen gegeben werden:

- Wichtige Nahrungsquellen für pflanzliche Östrogene sind Sojaprodukte und Leinsamenöl. Man nimmt an, daß sich die in diesen Nahrungsmitteln enthaltenen Phytoöstrogene an Hormonbindungsstellen im Prostatagewebe andocken können und dadurch die gewebevergrößernde Wirkung stärkerer Hormone blockiert wird.

- Inhaltsstoffe bestimmter Nahrungsmittel, sogenannte Carotinoide, können nachweisbar vorbeugend auf

Die gesunde und ausgewogene asiatische wie auch die Mittelmeer-Küche können Prostataerkrankungen vorbeugen.

107

Die Wirkung von grünem Tee auf die Prostata und seine eventuelle Schutzfunktion vor gutartiger Prostatavergrößerung werden derzeit noch untersucht.

Prostataerkrankungen wirksam sein. Besonders Carotinoidreich sind rosa Grapefruits, orangefarbene Aprikosen, gelbe Kürbisse und vor allem Tomaten. Carotinoide geben diesen Nahrungsmitteln ihre charakteristische Farbe. Carotinoide sind offensichtlich besonders gegen Prostatakrebs vorbeugend wirksam.

- Grüner Tee, im Orient ein sehr beliebtes Getränk, könnte ein Grund für die geringe Anfälligkeit der asiatischen Männer für Prostataprobleme sein. Grüner Tee enthält Antioxidanzien, die Zellen vor schädlichen freien Radikalen schützen, sowie Substanzen, die das Enzym 5-Alpha-Reduktase blockieren – dieses Enzym spielt für die gutartige Prostatavergrößerung eine wichtige Rolle.

- Eine der Hauptursachen für viele sogenannte Zivilisationskrankheiten könnte der zu hohe Anteil tierischer Fette im Nahrungsangebot sein. Obwohl diese Fragestellung wissenschaftlich noch nicht abschließend geklärt ist, geht man davon aus, daß eine erhöhte Fettaufnahme, insbesondere gesättigter Fettsäuren, das Prostatakrebsrisiko erhöhen kann. Ernährungsexperten empfehlen den verringerten Fettverzehr, die Vermeidung von roten Fleischsorten, den Verzicht auf fettrei-

Eine gesunde und ausgewogene Ernährung zur Vorbeugung bzw. Behandlung von Prostatabeschwerden ist das eine. Das andere ist, offen mit der Partnerin, aber auch mit dem Arzt oder Therapeuten, über seine Ängste und Sorgen zu sprechen.

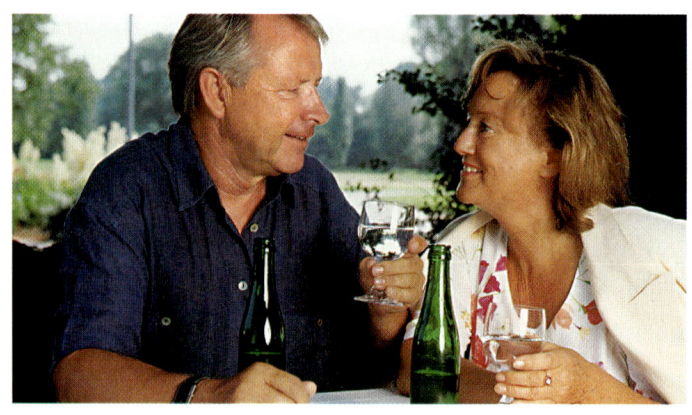

Ernährungstips für eine gesunde Prostata:

◆ Erhöhen Sie das Angebot an frischem Obst und Gemüse auf Ihrem Speiseplan.
◆ Essen Sie mindestens einmal täglich frisches Obst oder trinken Sie frisch gepreßten Obstsaft.
◆ Verringern Sie den Fettanteil in Ihrem Nahrungsangebot auf etwa 20 bis 30 Prozent.
◆ Bevorzugen Sie Pflanzenöle wie Oliven- oder Leinsamenöl.
◆ Essen Sie mehr Fisch.
◆ Erhöhen Sie den Anteil von Hülsenfrüchten und Vollkornprodukten in Ihrem Nahrungsangebot.
◆ Konsumieren Sie häufiger sojahaltige Nahrungsmittel.
◆ Essen Sie weniger zuckerhaltige oder kalorienreiche Nahrungsmittel.
◆ Trinken Sie Kräutertees statt Kaffee oder zuckerhaltige Getränke.
◆ Bevorzugen Sie grünen Tee.
◆ Bevorzugen Sie reines Wasser (ohne Kohlensäure) als Getränk.
◆ Vermeiden Sie Alkoholexzesse.
◆ Reduzieren Sie Ihren Zigarettenkonsum oder geben Sie das Rauchen am besten ganz auf.

---

che Fast-Food-Produkte und den verstärkten Konsum von Fisch.

● Im Nahrungsangebot sollten ausreichend Nahrungsmittel enthalten sein, die aus pflanzlichen Fasern bestehen. Diese unverdaulichen Nahrungsbestandteile werden auch als Ballaststoffe bezeichnet. Ballaststoffe in Vollkornprodukten, Obst und Gemüse wirken sättigend und regen die Verdauungsfunktion an – Ballaststoffe sind das beste Mittel, um eine Verstopfung zu behandeln oder einer Verstopfung – und Prostataproblemen – vorzubeugen.

Lieferanten für Ballaststoffe:
● Getreide und Getreideprodukte
● Hülsenfrüchte
● Obst
● Gemüse

109

Welche Nahrungs-inhaltsstoffe oder -ergänzungsmittel beugen Prostata-krebs vor?

Eine ausgewogene vollwertige Ernährung bietet nach neuesten Forschungsergebnissen den wirksamsten Schutz vor Krebserkrankungen allgemein. Eine besondere Rolle für den Zellschutz spielen jedoch Vital-stoffe wie Selen, Vitamine und Beta-Carotinoide. Vor allem das nun als Nahrungsergänzung verfügbare Tomaten-Antioxidans Lycopin kann zur Vorbeugung gegen Prostatakrebs mit Erfolg eingesetzt werden. Antioxidative Nahrungsbestandteile bekämpfen zellschädigende freie Radikale und sind für die Krebsvorbeugung von besonderer Bedeutung. Freie Radikale sind Stoffwechselprodukte des Körpers, die Körperzellen angreifen und schädigen können. Die wichtigsten Mikronährstoffe sind Selen-Enzyme sowie die Antioxidanzien Beta-Carotin, Vitamin C und E und das als roter Farbstoff in Tomaten, Wassermelonen und rosa Grapefruit enthaltene Carotinoid Lycopin.

Mit einer ausgewogenen Ernährung können Sie aktiv etwas für den Schutz vor Krebserkrankungen allgemein tun.

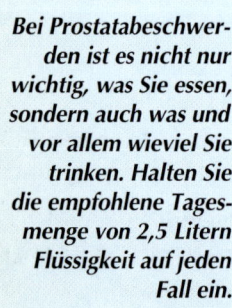

Bei Prostatabeschwerden ist es nicht nur wichtig, was Sie essen, sondern auch was und vor allem wieviel Sie trinken. Halten Sie die empfohlene Tagesmenge von 2,5 Litern Flüssigkeit auf jeden Fall ein.

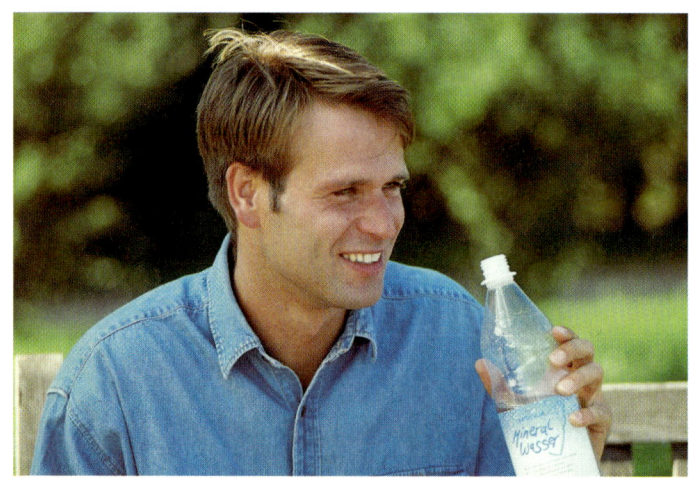

Im Rahmen einer aktuellen Untersuchung mit 47.894 Männern, deren Ernährungsgewohnheiten ein Jahr lang beobachtet und mit der Häufigkeit späterer Krebserkrankungen verglichen wurden, zeigte sich, daß durch carotinoidreiche Ernährung die Häufigkeit von Prostatakrebs-Neuerkrankungen um 21 % gesenkt werden kann – jede fünfte zu erwartende Prostatakrebserkrankung konnte demnach durch carotinoidreiche Ernährung verhindert werden.

Entscheidend für die optimale Schutzwirkung ist nach Expertenmeinung der Antioxidanzien-Gesamtgehalt der Nahrungs- oder Nahrungsergänzungsmittel. Lycopin enthaltende Vitalstoffmischungen erscheinen deshalb zur Langzeiteinnahme als Nahrungsergänzungsmittel sinnvoll, wenn die Antioxidanzienzufuhr mit der Nahrung vermindert ist. Eine solche vor Krebs schützende antioxidativ wirksame Vitalstoffmischung sollte vor allem den Tomateninhaltsstoff Lycopin sowie zusätzlich Beta-Carotin, Vitamin C, Vitamin E, Vitamin B_6, Selen und Folsäure enthalten. Lycopin gilt nach neuesten Forschungsergebnissen als einer der vielversprechendsten und wirksamsten Nahrungsinhaltsstoffe in Bezug auf die Verhütung von Krebserkrankungen – insbesondere zur Vorbeugung gegen Prostatakrebs.

Ist eine vorbeugende Nahrungsergänzung mit Zink sinnvoll?

Zink ist ein essentieller Mineralstoff, den der Körper für normales Wachstum und Fortpflanzung, Gewebereparatur und Wundheilung benötigt wird. Im Vergleich zu anderen Organen finden sich in der Prostata sehr große Mengen von Zink. Darüber hinaus ist bekannt, daß in einer gutartig vergrößerten Prostata (BPH) sehr viel höhere Zink- und Magnesiummengen vorliegen als in der normal großen Prostata. Bei Prostatakrebs hingegen ist

Die Wirkung von Zink auf die Prostata konnte bisher noch nicht eindeutig geklärt werden.

Auf eine langfristige
Einnahme hoher
Dosen von Zink sollte
wegen der Neben-
wirkungen verzichtet
werden.

wenig Zink in der Vorsteherdrüse nachweisbar. Zahlrei-che tierexperimentelle Studien haben gezeigt, daß durch eine Nahrungsergänzung mit Zink das Prostatavolumen und die Aktivität des Enzyms 5-Alpha-Reduktase verrin-gert werden können. Eine andere Studie hatte hingegen ergeben, daß die Verringerung der Zinkspiegel in der Prostata auch das Prostatavolumen verringert. Die Fra-gen, ob eine Zink-Nahrungsergänzung als vorbeugende BPH-Therapie sinnvoll ist beziehungsweise welche Rolle Zink bei vergrößerter Prostata zukommt, können derzeit nicht eindeutig beantwortet werden. Wenn pflanzliche Präparate oder Nahrungsergänzungsmittel eingesetzt werden, die zusätzlich etwa 5 bis 15 Milligramm Zink enthalten, ist dagegen derzeit nichts einzuwenden – eine längerfristige hoch dosierte Einnahme von Zink ist auf Grund möglicher Nebenwirkungen nicht zu empfehlen.

Kann das Schlafhormon Melatonin einen wirk-samen Beitrag zum Schutz der Prostata leisten?

Insbesondere einer israelischen Forschergruppe gelang in jüngster Zeit der Nachweis, daß Prostatagewebe spe-zielle Andockstellen für das Schlafhormon Melatonin aufweist – Melatonin spielt für die Regulation des Schla-fes beim Menschen eine wichtige Rolle und beeinflußt offensichtlich die Funktion zahlreicher Organe. Tier-experimentelle Studien haben gezeigt, daß unter Mela-tonin-Einfluß das Gewebe von Fortpflanzungsorganen, auch der Prostata, schrumpfen kann. Dennoch ist bis-lang unklar, ob Melatonin etwa bei gutartiger Prostata-vergrößerung (BPH) einen sinnvollen Therapiebeitrag lei-sten kann.

Leidet ein Mann mit BPH auch an Schlafstörungen, ist gegen die niedrig dosierte (höchstens 0,5 Milligramm pro Tag) Anwendung von Melatonin wahrscheinlich nichts einzuwenden.

Das Schlafhormon
Melatonin soll auch
bei BPH wirksam sein.

Wieviel soll man bei Prostatabeschwerden trinken?

Liegen Probleme beim Wasserlassen, beispielsweise auch häufigeres nächtliches Wasserlassen (Nykturie), vor, könnte man sich fragen, ob die Beschwerden nicht durch Veränderung der täglichen Flüssigkeitsaufnahme günstig zu beeinflussen sind. Die allgemeine Empfehlung lautet: Verringern Sie keinesfalls die tägliche Flüssigkeitsaufnahme, sondern sorgen Sie dafür, daß Sie täglich etwa 2,5 Liter Wasser durch Nahrung und Getränke zu sich nehmen – bei körperlicher Belastung mit Schwitzen oder hohen Umgebungstemperaturen trinken Sie entsprechend mehr. Diese Empfehlung gilt auch, wenn häufiger Harndrang und Probleme mit dem Wasserlassen bereits vorliegen. Die Nieren brauchen genügend Wasser, um richtig zu funktionieren und Abfall- oder Giftstoffe aus dem Körper entfernen zu können. Bei Harnwegserkrankungen sollte darüber hinaus die Trinkmenge deutlich erhöht werden, um die Krankheitskeime auszuspülen und den Heilungsprozeß zu verkürzen.

Auf harntreibende Getränke sollten Sie bei Prostataproblemen weitgehend verzichten, das sind hauptsächlich schwarzer Tee, Kaffee und Alkohol, aber auch manche Mineralwässer, die als Heilwässer angeboten werden. Ungünstig für die Prostata sind auch zu kalte Getränke.

Welche Getränke bei Prostataproblemen?

◆ Wasser ist eines der wirksamsten, verträglichsten und billigsten Nahrungs- und Heilmittel, auf die wir zurückgreifen können.
◆ Nehmen Sie mindestens 2,5 Liter Wasser täglich mit der Nahrung und Getränken auf.
◆ Bevorzugen Sie Kräutertees und grünen Tee.

Tips gegen nächtlichen Harndrang:
◆ Trinken Sie mindestens zwei Stunden, bevor Sie zu Bett gehen, nichts mehr – beginnen Sie den Tag mit einem Glas Wasser am Morgen.
◆ Verzichten Sie auf einen alkoholischen Schlummertrunk – Alkohol reizt die Blase!

Auch wenn Sie unter Beschwerden beim Wasserlassen und nächtlichem Harndrang leiden, sollten Sie die empfohlene tägliche Trinkmenge von 2,5 Litern Flüssigkeit auf jeden Fall einhalten.

Wie kann ich Prostatabeschwerden lindern?

Bereits mit kleinen Verhaltensänderungen und Vorsichtsmaßnahmen können Sie Ihre Prostatabeschwerden lindern.

Es gibt bestimmte Maßnahmen, die als Selbstanwendung Beschwerden bei Prostataentzündung, Prostatopathie oder gutartiger Prostatavergrößerung lindern können. Hierzu gehören vor allem physikalische Therapien wie Wärmeanwendungen oder Bäder – aber auch Verhaltensempfehlungen, die angemessene Bekleidung oder richtiges Sitzen betreffen.

- Bei häufigem Harndrang und Harnentleerungsstörungen können Wasseranwendungen sinnvoll sein. Empfehlenswert sind wechselwarmes Duschen – aber benutzen Sie kein eiskaltes Wasser. Auch warme Fußbäder oder warme Sitzbäder mit zugesetzten Heilkräutern wie Heublumen oder Ackerschachtelhalm können Prostatabeschwerden lindern.

- Geeignete Wärmeanwendungen sind kreislaufanregende Saunagänge – allerdings ohne dazwischen geschaltete kalte Dusche. Darüber hinaus sind auch Wärmepackungen auf dem Unterbauch sinnvoll. Sie können dazu Heublumen- oder Moorpackungen, Fangoanwendungen, Heizdecken, Heizkissen oder eine Wärmflasche benutzen. Besorgen Sie sich eine Heizdecke für Ihren kalten Autositz. Es gibt auch spezielle „Prostatawärmer" im Sanitätsfachgeschäft.

- Schwimmen ist auch bei Prostataleiden eine empfehlenswerte Sportart. Achten Sie jedoch darauf, daß das Wasser nicht zu kalt ist, ziehen Sie die nassen Badesachen gleich nach dem Bad aus und ziehen Sie dann etwas Trockenes an. Auch ein Sonnenbad kann nicht schaden.

- Bei vorliegenden Prostatabeschwerden sollten Sie immer angemessen bekleidet sein. Ziehen Sie sich warme Sachen an, wenn es draußen kalt ist. Vermeiden Sie die rasche Auskühlung des Körpers, wenn Sie nach körperlicher Betätigung ins Schwitzen gekommen sind. Kälte ist Gift für die Prostata.

- Insbesondere bei einer Prostataentzündung (Prostatitis) sollten Sie eine Reizung der Prostata, durch Druck oder mechanische Reibung, vermeiden. Vor allem Rennradsättel können bei längerem Radfahren eine Prostatareizung verursachen. Wenn Sie viel sitzen, ist möglicherweise die Anschaffung eines „Prostatakissens" sinnvoll – es handelt sich um ein Kissen mit einem Loch in der Mitte, das den Druck auf die Prostata im Sitzen verringert.

Kälte ist Gift für die Prostata!

Wie kann man sich bei einer Harninkontinenz selbst helfen?

Harninkontinenz, ständiges Harnträufeln und ständiger Harndrang sind schwer belastende Symptome, die die Lebensqualität der Betroffenen deutlich mindern können. Harninkontinenz kann eine Begleiterscheinung der gutartigen Prostatavergrößerung sein, aber auch in sehr hohem Alter, nach Schlaganfällen oder Prostataoperationen auftreten. Bei nicht allzu starken Beschwerden – wenn nicht eine operative Therapie das bessere Mittel ist – kann auf zahlreiche Hilfsmittel oder ein Beckenbodentraining zurückgegriffen werden.

- Zunächst sollte man versuchen, mit Hilfe von Beckenbodentraining die Harninkontinenz beziehungsweise die Schließmuskelfunktion besser kontrollieren zu können. Lassen Sie sich von einem Physiotherapeuten zeigen, wie Sie die Beckenbodenmuskulatur durch spezielle Muskelkontraktionsübungen trainieren können. Im übrigen sollen solche Übungen auch zu einer verbesserten Sexualität beitragen.
- Inkontinenz-Hilfsmittel fangen den Urin direkt am Körper auf. Solche Mittel sind saugfähige Slipeinlagen oder Inkontinenz-Slips, die unsichtbar unter der Klei-

Durch ein spezielles Training kann man die Beckenbodenmuskulatur so weit stärken, daß eine leichte Harninkontinenz wirksam kuriert werden kann.

dung bei leichten Inkontinenzbeschwerden – wenn nur wenig Urin abgeht – getragen werden können. Sie sollten die richtige Größe auswählen und darauf achten, ob Sie sich damit wohlfühlen. Lassen Sie sich am besten von Ihrem Arzt oder in einem Sanitätshaus beraten.

- Wie ein Kondom wird das sogenannte Kondomurinal über den Penis gestreift, wobei an der Spitze dieses „Kondoms" der Urin über einen Schlauch zu einem Urinbehälter abgeleitet wird, der mit Hilfe einer Manschette am Bein befestigt ist. In diesem Behälter wird der abgehende Urin aufgefangen und bei Bedarf auf einer Toilette entleert.

- Kurzfristig können bei Harninkontinenz auch ein sogenannter Penoring beziehungsweise eine Inkontinenz-Klemme benutzt werden.

    Diese Hilfsmittel klemmen den Penis von außen ab, damit kein Urin unwillkürlich abgehen kann. Der aufblasbare Penoring wird über den Penis gestreift, wobei durch Aufpumpen die Harnröhre nach Bedarf verschlossen werden kann.

    Bei der Inkontinenz-Klemme wird eine mit Schaumgummi verkleidete Klemme um den Penis gelegt, um die Harnröhre zu verschließen.

- Falls Sie es sich zutrauen, können Sie sich von Ihrem Urologen auch in die Kunst der Katheterisierung einweisen lassen.

    Eine Blasenkatheterisierung kann ohne weiteres auch vom Patienten selbst durchgeführt werden, sollte jedoch nur unter Beachtung bestimmter Hygiene- und Sicherheitsempfehlungen erfolgen, um Verletzungen und Komplikationen zu vermeiden.

    Die Selbstkatheterisierung ist gleichfalls keine Dauerlösung, sondern nur als vorübergehende Maßnahme sinnvoll.

Für schwerere Fälle von Harninkontinenz gibt es ein breites Angebot von Hilfsmitteln, die dem Patienten den Alltag erleichtern. Lassen Sie sich von Ihrem Arzt oder im Sanitäts-Fachgeschäft ausführlich über die verschiedenen Möglichkeiten beraten. Dort hat man Verständnis für Ihr Problem.

Wie kann man sich bei Potenz- oder Erektionsstörungen selbst helfen?

Die beste Selbsthilfemaßnahme bei länger anhaltenden Erektionsstörungen ist es, sich zunächst an einen Arzt oder Urologen, zu dem Sie wirklich Vertrauen haben können, zu wenden.

Viele Männer mit dieser intimen Problematik schrecken immer noch davor zurück, über ihr Potenzproblem zu sprechen. Das sollten Sie nicht tun. Nur ein wirklich offenes Gespräch des betroffenen Mannes mit einem erfahrenen Therapeuten eröffnet Ihnen wirksame Hilfsmöglichkeiten.

Da Sexualität, Erotik, Orgasmus- und Erektionsfähigkeit auf komplizierten körperlich-psychischen Vorgängen beruhen, ist es in vielen Fällen sehr sinnvoll und empfehlenswert, mit einem Psychologen oder Psychotherapeuten über die Beschwerden zu sprechen. Erektionsstörungen beruhen häufig nicht auf körperlichen Störungen, etwa einer gutartig vergrößerten Prostata, sondern haben psychische Ursachen oder werden durch Streß verursacht.

Man muß an dieser Stelle noch einmal betonen, daß Sexualität und Erotik mit Erektion und Ejakulation (Samenerguß beim männlichen Orgasmus) keine rein mechanischen Vorgänge sind – und deshalb auch nicht nur durch auf die „Penismechanik" bezogene mechanische Hilfsmittel oder Arzneimittel behoben werden können. Dennoch stehen zahlreiche Hilfsmittel zur Verfügung, die bei Erektionsstörungen wirksam sind – aber keinen Einfluß auf die sexuelle Lust (Libido) haben.

- Operativ eingesetzte Penisprothesen oder implantierte, nach Bedarf eine Erektion erzeugende Penispumpen können hilfreich sein. Diese Hilfsmittel werden vom betroffenen Mann bei geplantem Geschlechtsverkehr selbst bedient.

Neben den organischen Ursachen wie einer vergrößerten Prostata sind es bei vielen Männern vor allem psychische Probleme, die zu Störungen der Erektionsfähigkeit führen.

Wichtig ist ein offener und vertrauensvoller Umgang beider Partner mit dieser Thematik. Sprechen Sie in Ihrer Partnerschaft darüber und vertrauen Sie sich einem Urologen oder Therapeuten an.

117

Nach derzeitigem Stand ist das Medikament Viagra® mit dem Wirkstoff Sildenafil ein hoch wirksames Mittel zur Behandlung von Erektionsstörungen. Es kann vielen Männern helfen, aus dem Teufelskreis von Versagen – Versagensangst – Vermeidung von Sex auszubrechen.

- Eine wirksame Methode bei Erektionsstörungen ist auch die Selbstinjektion gefäßaktiver Wirkstoffe in den Penis (SKAT-Therapie). Damit kann eine effektive und anhaltende Erektion erzeugt werden. Die Selbstbehandlung erfordert jedoch die Beachtung der Anwendungsvorschriften und Dosisempfehlungen, um unangenehme Nebenwirkungen zu vermeiden.
- Die neueste Entwicklung der Medizin zur Behandlung von Erektionsstörungen ist der Einsatz von Arzneimitteln, die eingenommen werden können und nach kurzer Zeit die Erektionsbereitschaft verbessern. Damit es zu einer Erektion kommt, bedarf es aber zusätzlicher sexueller Reize wie Berührungen etc. Sie können sich z. B. Sildenafil (Viagra®) verschreiben lassen – allerdings müssen Sie dieses teure Medikament selbst bezahlen. In Zukunft werden noch andere Potenzmittel dieser Art auf dem Markt erwartet, beispielsweise die Substanz Apomorphin.
- Die verträglichsten, ungefährlichsten – aber auch schwächsten – Potenzmittel, die zugleich luststeigernd wirken können, sind Yohimbin oder roter Ginseng, die Sie in der Apotheke bekommen können.

Sex und Potenzmittel?

Alle Hilfs- und Arzneimittel, die gegen Erektionsstörungen wirksam sind, können sexuelle Probleme nicht dauerhaft lösen! In der Regel ist bei Erektionsstörungen nicht nur die „Penismechanik" gestört, auf die sich Potenzhilfsmittel hauptsächlich beziehen. Die verfügbaren Potenzmittel beeinflussen einen wichtigen Aspekt jeder befriedigenden Sexualität nicht: das sexuelle Verlangen (Libido). Warum Sie Erektionsstörungen haben, sollten Sie selbst herausfinden – am besten mit Hilfe vertrauenswürdiger Therapeuten (Urologe, Psychotherapeut).

Ist Geschlechtsverkehr bei Prostataleiden sinnvoll und möglich?

Wenn Sie keine Erektionsstörungen haben, aber an einer Prostataerkrankung wie etwa der gutartigen Prostatavergrößerung (BPH) leiden, ist Geschlechtsverkehr selbstverständlich möglich und sinnvoll. Auch Prostataoperationen – mit Ausnahme von Kastrationsbehandlungen, Antiandrogenen und Bestrahlungen – führen in der Regel nach Abheilung der Wunden nicht langfristig zu sexuellen Problemen oder Erektionsstörungen. Die Zeugungsfähigkeit geht jedoch bei den meisten operativen Verfahren an der Prostata verloren, da der Samenerguß dann nach rückwärts in die Blase (retrograde Ejakulation) erfolgt. Männer, die beispielsweise mit einer transurethralen Prostatektomie (TURP) behandelt worden sind, sind nach dem Eingriff genauso potent – oder impotent – wie sie es vor dem Eingriff waren.

Wenn Männer über ein geringeres sexuelles Verlangen (Libidostörung) nach einer Prostataoperation klagen, liegen in der Regel psychische Ursachen für diese Befindlichkeitsstörungen vor, die häufig psychotherapeutisch wirksam behandelt werden können.

Welche Hilfe gibt es für Prostatapatienten mit psychischen Problemen?

Die wichtigste und beste Selbsthilfe bei psychischen Problemen ist das Gespräch – das Gespräch mit der Partnerin, dem Partner, mit anderen Betroffenen und mit dem Urologen und Psychotherapeuten. Nur Offenheit kann psychischen Druck und – häufig unbegründete – Ängste abbauen. Der Erfahrungsaustausch im Kontakt mit Selbsthilfegruppen kann wirksam dazu beitragen, psychische Belastungen, die auf Prostataproblemen beruhen könnten, abzubauen. Lassen Sie sich auf keinen Fall von anderen – Männern – davon abhalten, mit Menschen Ihres Vertrauens offen über psychische Probleme zu sprechen – und nehmen Sie auf jeden Fall professionelle Hilfe in Anspruch, wenn Sie mit Ihren Problemen nicht mehr selbst zurecht kommen – ein offenes Wort kann Wunder wirken, probieren Sie es selbst aus!

Insbesondere bei Männern mit Prostatakrebs können starke psychische Beschwerden auftreten. Nur wenn Sie aussprechen, welche Probleme Sie haben, geben Sie anderen Menschen die Möglichkeit, Sie zu unterstützen und Ihnen zu helfen.

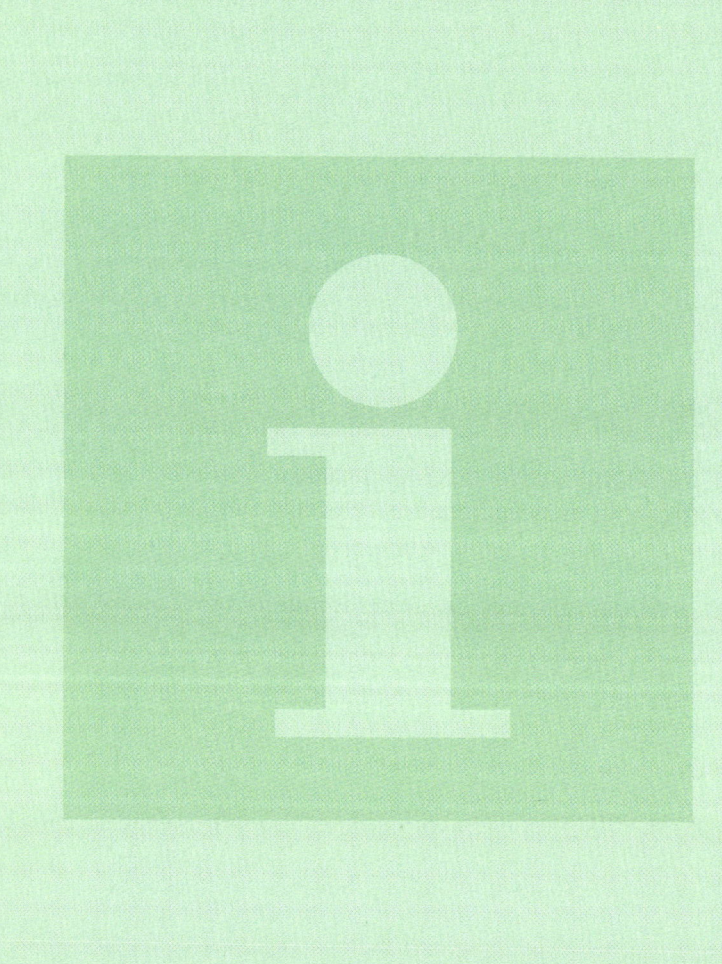

Anhang

Das letzte Kapitel dieses Ratgebers möchte Ihnen einen weitergehenden Service anbieten. Sie finden hier eine Zusammenstellung der wichtigsten medizinischen Fachbegriffe zum Thema Prostata, Prostatahypertrophie und Prostatakrebs sowie häufig benutzte medizinische Abkürzungen. Darüber hinaus können Sie mit Hilfe der genannten Adressen Kontakt zu Hilfe- und Selbsthilfeorganisationen aufnehmen beziehungsweise dort weitere Informationen abrufen. Im Sachregister können Sie die wichtigsten Begriffe, die in diesem Buch vorkommen, nachschlagen.

Was bedeutet was?

Adenom: gutartiges Geschwulst.

5-Alpha-Reduktase: Enzym, das Testosteron in seine wirksame Form, das Dihydrotestosteron, umwandelt.

Androgene: Hormone, die die Entwicklung der männlichen Geschlechtsmerkmale bewirken; das wirksamste Androgen ist das Testosteron.

Antibiotika: gegen Krankheitserreger, vor allem Bakterien, wirksame Arzneistoffe.

benigne: gutartig.

Biopsie: Gewebeprobe.

Elektroresektion: Abtragung von Gewebe mit Hilfe einer elektrischen Schlinge.

Endoskopie: Untersuchung der Hohlorgane (etwa Harnröhre, Blase, Darm) mit optischen Instrumenten (Endoskop).

Hämorrhoiden: Gefäßgeschwulst im Afterbereich, das vor allem bei bewegungsarmer Lebensweise auftritt.

Harnstrahlmessung: Untersuchung der Blasenentleerung durch Messung des Harnvolumens pro Zeiteinheit.

Harntrakt: ableitende Harnwege, Gesamtheit der harnab-leitenden Wege von Niere bis Harnröhre.

HIFUP: Therapiemethode, bei der mit gebündelten Ultraschallwellen das Gewebe in der vergrößerten Vorsteherdrüse zerstört wird.

histologische Untersuchung: feingewebliche mikroskopische Gewebeuntersuchung.

Hormone: körpereigene Botenstoffe, die von unterschiedlichen Drüsen im Körper gebildet werden. Sie werden in das Blut abgegeben und erreichen so ihre Bindungsstellen an den Organen und steuern dort verschiedene Stoffwechselprozesse.

Hyperplasie: Größenzunahme eines Organs durch Zellvermehrung.

Hypertrophie: Vergrößerung von Gewebe durch Zellvergrößerung.

Hypophyse: Hirnanhangsdrüse.

ILK (interstitielle Laser-Koagulation): Verfahren, bei dem Laser-Nadel-Sonden direkt in das Prostatagewebe geführt werden (interstitiell) und bei dem es durch Wärmeentwicklung (die mit dem Lasereffekt auftritt) zur Zerstörung des Gewebes kommt.

Implantate: aus verschiedenen körperfremden Materialien hergestellte „Röhren" oder „Spiralen", die verengte Harnleiter offenhalten sollen.

Impotenz: Unfähigkeit, eine Erektion zu erreichen bzw. aufrechtzuerhalten.

Inkontinenz: unkontrollierter Urinabgang.

IPSS: Internationaler Prostata-Symptom-Score.

Karzinom: Krebs, bösartige Zellveränderungen, die nicht auf ein Gebiet beschränkt bleiben müssen, sondern auch andere Organe befallen können (Tochtergeschwulste, Metastasen).

Kastration: Entfernung oder chemische Zerstörung der Keimdrüsen.

Katheter: Schlauch, der z. B. die Leerung der Harnblase ermöglicht (Harnblasenkatheter).

Kryotherapie: Kältebehandlung.

Laserablation: Abtragung von Gewebe mit Hilfe gebündelter Lichtwellen hoher Intensität.

Leukozyten: weiße Blutkörperchen.

LH (luteinisierendes Hormon): Botenstoff der Hirnanhangsdrüse, regt in den Hoden die Produktion von Testosteron an.

Libido: „Lust, Trieb", Geschlechtstrieb, geschlechtliches Verlangen, sexuelle Lustempfindungsfähigkeit.

Metastasen: Tochtergeschwulste einer organischen Krebserkrankung. Krebszellen wandern vom Hauptentstehungsort in andere Organe oder in das Skelett und bilden dort neue Krebsherde.

Mikrowellen-Hyperthermie: Wärmebehandlung, bei der über den Enddarm das Gewebe der Vorsteherdrüse mit Mikrowellen auf 42 bis 45 Grad Celsius erwärmt wird.

NMR (Kernspinresonanztomographie): Bei dieser Methode wird der Körper des Patienten kurzen Impulsen starker Magnetfelder und Radiowellen ausgesetzt. Diese Impulse bewirken, daß das untersuchte Gewebe bestimmte Signale abgibt, die von einem Computer aufgezeichnet und bildlich dargestellt werden können.

Nykturie: wiederholter Harndrang und Wasserlassen in der Nacht; bei Männern eines der ersten Anzeichen für eine gutartige Vergrößerung der Vorsteherdrüse.

Orchiektomie: Kastration, die operative Entfernung (Ektomie) der Hoden (Orchis).

Östrogene: Gruppe von Hormonen, die für die Entwicklung der weiblichen Geschlechtsmerkmale erforderlich sind. In den Hoden verhindern sie die Bildung von Testosteron.

Phosphatasen: im Blutserum enthaltene bestimmte Enzyme, deren Menge im Blut im Rahmen einer Blutuntersuchung im Labor diagnostisch genutzt werden kann

Prostata: Vorsteherdrüse.

Prostataabszeß: Ansammlung von Eiter in der Prostata, Komplikation bei einer durch Bakterien verursachten Prostata-Entzündung.

Prostataadenom: gutartige Prostatavergrößerung.

Prostatakarzinom: Prostatakrebs, bösartige Zellveränderungen in der Vorsteherdrüse.

Prostatektomie: radikale Entfernung (Ektomie) der gesamten Vorsteherdrüse (Kapsel und Drüsenanteile), der Samenblasen und der Lymphknoten, die meist zur Behandlung von Prostatakrebs eingesetzt wird.

prostatische Harnröhre: Abschnitt der Harnröhre, der durch die Vorsteherdrüse führt.

Prostatitis: Prostataentzündung, Entzündung der Vorsteherdrüse.

Prostatopathie: psychosomatische Erkrankung der Vorsteherdrüse, wobei die Beschwerden in der Regel den Beschwerden einer Prostatitis entsprechen.

Reizblase: häufiger, meist plötzlicher Harndrang.

rektale Untersuchung: Abtasten der Vorsteherdrüse vom Enddarm aus.

Restharn: Urin, der nach dem Wasserlassen in der Harnblase verbleibt; kann im zweiten Stadium der gutartigen Prostatavergrößerung auftreten, bei dem die Harnröhre schon erheblich verengt ist.

retrograde Ejakulation: nach hinten gerichteter Samenerguß in die Harnblase, der nach fast allen operativen Eingriffen an der Prostata in unterschiedlicher Häufigkeit auftreten kann.

Saugbiopsie: Verfahren der Gewebeentnahme aus der Prostata.

Sekret: Absonderungsprodukt von Drüsen.

Sitosterine: Pflanzeninhaltsstoffe, denen eine positive Wirkung bei der Behandlung der gutartigen Prostatavergrößerung zugeschrieben wird.

Sonographie: Ultraschalluntersuchung.

Stanzbiopsie: Verfahren der Gewebeentnahme aus der Prostata. Mit einem speziellen Gerät wird ein kleiner Gewebezylinder aus der Vorsteherdrüse zur feingeweblichen Untersuchung auf bösartige Zellveränderungen entnommen.

Stent: Harnröhrenprothese, eine Art „innerer" Katheter.

Streßinkontinenz: Form der Inkontinenz, bei der unter bestimmten Bedingungen (Niesen, schweres Heben) unwillkürlich Harn abgeht.

Testosteron: männliches Geschlechtshormon.

Thermo-Therapie: Behandlung mit Wärme. Es gibt verschiedene Verfahren zur Wärmetherapie der Prostata, hauptsächlich unter Verwendung von Mikrowellen.

transrektal: durch den Enddarm.

transurethral: durch die Harnröhre.

transvesikal: durch die Harnblase.

TUEP: transurethrale Evaporisation der Prostata, Verdampfungstherapie zur Behandlung einer vergrößerten Prostata.

Tumor: Geschwulst.

TUNA: transurethrale Nadelablation der Prostata.

Urethrotomie: operative Öffnung der Harnröhre.

Urethrozystogramm: Abbildung der Harnröhre und Harnblase nach einer Röntgenaufnahme. In die Harnröhre und Harnblase wurde dabei ein für die Röntgenstrahlen undurchdringliches Kontrastmittel eingebracht.

Uroflowmetrie: Messung, die beschreibt, wieviel Milliliter Harn pro Sekunde durch die Harnröhre fließen.

VLAP: visuelle Laserablation der Prostata, auch transurethrale Laserablation der Prostata (TULAP) genannt.

Vorsorgeuntersuchung: gezielte medizinische Untersuchung zwecks (urologischer) Vorbeugung und Früherfassung von Gesundheitsschäden und Krankheiten bei Männern vom 45. Lebensjahr an, und zwar des äußeren Genitales, der Prostata, der Haut und des Dickdarms; ein Untersuchungsheft gibt es bei gesetzlichen Krankenkassen.

Wall-Stent: Harnröhrenimplantat, das dauerhaft eingesetzt wird, eine maschendrahtähnliche Röhre, die die Harnröhre durchgängig halten soll.

Zystoskop: Endoskop, Gerät zur Untersuchung der Harnröhre.

Zystoskopie: Blasenspiegelung.

Wo finde ich weitere Hilfe?

Unter den folgenden Adressen können Betroffene oder ihre Angehörigen, vor allem bei Prostatakrebs, weitere Informationen erhalten oder Kontakt zu anderen Betroffenen aufnehmen.

Bundesweite Hilfe:
Forum Prostata – Deutsches Grünes Kreuz, Schuhmarkt 4, 35037 Marburg, Tel.: (0 64 21) 29 30

Deutsches Krebsforschungszentrum Heidelberg – Krebsinformationsdienst (KID), Im Neuenheimer Feld 280, 69120 Heidelberg, Tel.: (0 62 21) 41 01 21 (8–20 Uhr, kostenlos, Ursachen, Diagnose, Therapie, Nachsorge, Vorbeugung)

Deutsche Krebshilfe, Thomas-Mann-Str. 40, 53111 Bonn, Tel.:(02 28) 72 99 00, (Vorsorge, Nachsorge, Betreuung, Selbsthilfegruppen)

Gesellschaft für biologische Krebsabwehr (GfBK), Postfach 102549, 69015 Heidelberg, Tel.: (0 62 21) 16 15 25, (Kontakt zu regionalen Arbeitskreisen)

Gesellschaft für Inkontinenzhilfe e. V. (GIH), Friedrich-Ebert-Str. 124, 34119 Kassel, Tel.: (05 61) 78 06 04, Fax: (05 61) 77 67 70

Krebs-Hotline – Tumorzentrum Freiburg, Tel.: (07 61) 2 70 60 60 (9–16 Uhr)

PI-Patienteninformation über Naturheilverfahren und unkonventionelle Heilweisen, Berlin, Tel.: (0 30) 7 51 40 16 (10–13 Uhr), Internet: http//www.ubkf.fu.-berlin.de/UBKF/NKH/pi.htm

Gesundheitstelefon:
Tel.: (01 90) 2 12-0 47

Selbsthilfegruppen:
Deutsche Arbeitsgemeinschaft Selbsthilfegruppen NAKOS (Nationale Kontakt- und Informationsstelle zur Anregung und Unterstützung von Selbst-

hilfegruppen), Albrecht-Achilles-Str. 65, 10709 Berlin, Tel.: (0 30) 8 91 40 19

Interessengruppe für Prostata-Operierte Reichssportfeldstr. 16/1024, 14055 Berlin, Tel.: (0 30) 3 04 49 45

Psychosoziale Beratungs-stelle – Selbsthilfe nach Krebs e. V., Albrecht-Achilles-Str. 65, 10709 Berlin, Tel.: (0 30) 8 91 40 49

Krebsberatungsstelle und Kontaktstelle für Selbsthil-fegruppen in der Krebs-nachsorge, Vaalser Str. 108, 52074 Aachen, Tel.: (02 41) 87 00 13

Hilfe für inkontinente Per-sonen e. V., Postfach 11 13 22, 40513 Düsseldorf, Tel.: (02 11) 59 21 27 (Di 9–12 Uhr, Do 14–18 Uhr), Fax: (02 11) 59 24 94

Deutsche Schmerzhilfe, Woldsenweg 3, 20249 Hamburg, Tel.: (0 40) 46 56 46

Internet-Adressen: **Prostata Online** – Infos für Patienten, http://www.ta-keda.de/prostata/home.htm

Deutsche Krebshilfe – Prostatakrebs, http://www. krebshilfe.de/prostata/

PI-Patienteninformation über Naturheilverfahren und unkonventionelle Heilweisen, Berlin, http://www.ubkf.fu.-ber-lin.de/UBKF/NKH/pi.htm

Medicine WorldWide – Prostatakrebs, http://www. medicine-worldwide.de/ krebs/prostatakrebs/html

European Urological Association, http://www.pbc.nl/uroweb/

ESIR: European Society for Impotence Research, http://www.medizininfo. com/schwarz/html/esir/htm

WellnessWeb prostate cancer, http://www. wellweb.com/prostate/ prostate.htm

Sachregister